使ってみよう♥こんな時に漢方薬

[監修]
三潴忠道
Mitsuma Tadamichi

[編集]
中村佳子
Nakamura Yoshiko

木村豪雄
Kimura Hideo

序　文

　多くの診療科がある飯塚病院で，漢方診療科以外の医師にも漢方薬を臨床に役立ててもらえるにはどうしたらよいか？　そんな発想から，中村佳子医師が中心となり，毎月発行の院内報に 2005(平成 17)年 8 月より 2007(平成 19)年 8 月まで 25 回の連載を行った．その掲載に当たっては実際に処方する便を第一に考え，身近な病態・症状で漢方薬が役立ちそうなテーマを選び，適応になることの多い 3 種類程度の漢方薬を中心に解説し，当院で採用の製剤・用量を記載した．さらに，その時々に当院在職中の各専門科医師による，現代医学的なコメントも併記した．

　漢方診療には二つの側面がある．一つは漢方薬を用いて治療すること，つまり治療手段．二つ目は漢方医学的な病態把握による治療方法(薬)の選択，つまり漢方理論である．この両者が揃うと，漢方薬は臨床現場で真の力を発揮する．しかし，特定の症状や疾患には，特異的な漢方医学的病態つまり適応となる漢方薬の傾向があることも事実である．

　この，院内報での連載が役に立つとの意見があり，口訣や実際の臨床例などを追加・整備して本となした．本書が，臨床現場で漢方薬を応用する参考になれば幸いである．なお製剤名などは院内報に記載のままとしたが，他の製薬会社の製品に置き換えての応用が可能であることは，もちろんである．

　末筆ながら，院内報の連載にご協力いただいた飯塚病院ふれあいセンター広報担当の羽坂尚美氏，本書出版にご尽力いただいた㈱シービーアールの尾島茂氏に深謝いたします．

2008(平成 20)年 3 月　飯塚病院漢方診療科外来診察室にて
三潴　忠道

執筆者一覧

三潴　忠道	現・福島県立医科大学 会津医療センター準備室（東洋医学）	
木村　豪雄	ももち東洋クリニック院長	
田原　英一	㈱麻生　飯塚病院漢方診療科部長	
貝沼茂三郎	㈱麻生　飯塚病院漢方診療科医長	
古田　一史	㈱麻生　飯塚病院漢方診療科部長	
野上　達也	㈱麻生　飯塚病院漢方診療科	
堀江　延和	同	
犬塚　　央	同	
山田　　徹	同	
矢野　博美	同	
中村　佳子	同	
宮坂　史路	同	
犬丸麻衣子	同　薬剤部	
持尾佳代子	同	

「西洋医学的な発想」執筆者一覧（五十音順）

青井　　淳　　㈱麻生　飯塚病院皮膚科
新井　　堅　　同　　整形外科
井村　　洋　　同　　総合診療科
大杉　泰弘　　同　　総合診療科
木村　廣志　　同　　腎臓内科
清田　雅智　　同　　総合診療科
小池　生夫　　同　　眼科
城野　　修　　同　　整形外科
中島　雄一　　同　　泌尿器科
長家　　尚　　同　　外科
橋口　悦子　　同　　心療内科
浜崎　晶彦　　同　　整形外科
樋口　　惣　　同　　歯科口腔外科
本田　宜久　　同　　呼吸器内科
前田　明輝　　同　　耳鼻科
松岡　良衛　　同　　産婦人科
茂木　恒俊　　同　　総合診療科
本村　廉明　　同　　消化器内科

CONTENTS

漢方診療　50の口訣	1
1　食欲不振	28
2　不眠	36
3　腰痛	46
4　かぜ症候群	56
5　遷延したかぜ症候群	64
6　感冒性下痢・嘔吐下痢症	72
7　頭痛	80
8　慢性便秘	90
9　めまい	98
10　月経困難症	106
11　痔	114
12　変形性膝関節症	122
13　慢性鼻炎	130

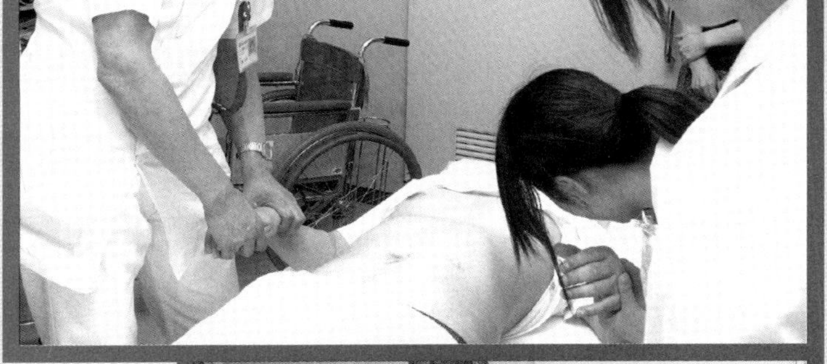

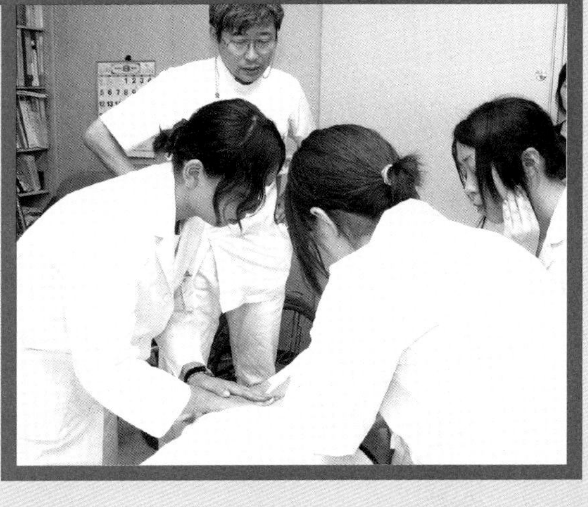

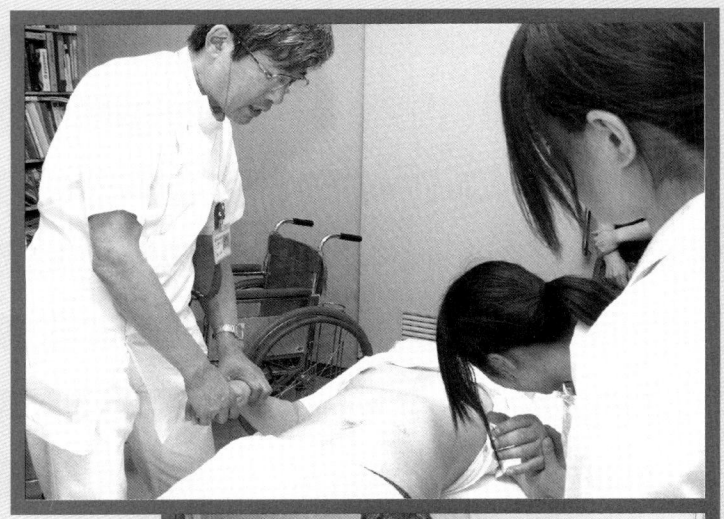

14	視力障害（かすみ目）	138
15	冷え性（冷え症）	146
16	排尿障害	154
17	肩関節周囲炎	162
18	口内炎	170
19	腹痛	178
20	倦怠感	186
21	多汗症	194
22	腹満	202
23	皮膚瘙痒症	212
24	浮腫・むくみ	220
25	どんな時にもこんなふうに漢方	228

付録 1	掲載方剤一覧表	235
2	薬価収載漢方製剤一覧	239
索　引		244

漢方診療　50の口訣(くけつ)

　昭和を代表する漢方医であった藤平健先生は，漢方を修得するための1つの条件として，良き師匠につくことを挙げています．しかし漢方を勉強しようと志しても，そのような良縁に恵まれる人は少ないのが現実です．

　飯塚病院東洋医学センターで漢方を勉強する医師たちは，初期研修のうちは本書の監修者である三潴忠道先生の外来診療に陪席し，実地診療を学びます．研修のなかで最も大切なことは漢方薬の使い方を学ぶことではなく，漢方診療の雰囲気を体感することです．

　五木寛之さんの『他力』という本のなかに，「面授」という言葉が紹介されています．人間と人間が向き合い，お互いに息づかいの聞こえるような距離でもって何かを学び，何かを伝え，そして何かが手渡される，それを「面授」というそうです．外来に陪席していると，三潴先生から患者さんの診かたやものの考え方，さらに漢方薬について，一言二言と教えていただくことがあります．これこそが漢方における面授であり，伝えられる言葉を「口訣(くけつ)」といいます．つまり口訣とは臨床経験を多数重ねた先達が証の中核について言い当てた言葉です（寺澤捷年：症例から学ぶ和漢診療学，第2版，医学書院，1998).

　本書の巻頭に，飯塚病院東洋医学センターで伝えられる漢方診療の口訣の数々を紹介します．最初は首を傾げる言葉もあるかもしれませんが，漢方の臨床経験を重ねるにしたがい，味のある言葉へと変わっていくものと思います．

木村　豪雄

1 証には人生がある．

　この言葉は三潴先生の師匠の1人である小倉重成先生の言葉です．つまり証とは固定したものでなく，人生のように経時的に変化するものであるという意味がこめられています．したがって漢方薬を処方する場合には漫然と同じ処方を投与するのではなく，患者さんの状態に応じて適宜処方を変更すべきです．

2 証とは，漢方医学的に捉えた病人の状態であり，健康人や死人には証はない．

　証とは漢方医学的診断と置き換えると理解しやすいでしょう（藤平健先生）．漢方は病態（生体を維持する力と病因との戦いの状況）を診断します．つまり様々な症状に苦しむ患者さんにのみ証が存在するのであって，原則的には健康な人に証はないと考えます．

望診篇

3 難治性のアトピー性皮膚炎には冷え（寒）が隠れていることがある．赤みが強い額や頬だけに目を奪われるのではなく，鼻頭や口の周りの皮膚の色調に注意すべきである．冷えがある場合には少し青白く見えることが多い．

　難治性の皮膚疾患の患者さんには冷えが隠れていることが多いようです．「風呂で温まると調子がよいか？」など冷えの自覚を聞き出し，実際に四肢を触って冷えを確認すべきです．さらに顔色をよく観察して，一見紅斑のように熱をもっているように見えるが，よくよく観る

と眼の周りや，口の周囲の皮膚が青白いことを見つけ出すことが大切です．つまり難治性のアトピー性皮膚炎などは虚弱な人が多いため，まず温め補う必要があるからです．とくに 通脈四逆湯証 では，一見真っ赤な顔（裏寒外熱）をしているときがあり，顔が赤いからといって，すぐに清熱剤を使わないように注意すべきです．

4　小建中湯の果物顔と桃核承気湯の肉顔

これは小倉重成先生の造語です．しばしば三潴先生も口にされます．小建中湯証の人は血色が悪く，少し黄色い顔色をしています．実は果物のような生ものは体を冷やす性質があり，果物をたくさん食べているとそういう顔色になるという意味です（陰性食品*）．果物顔した子どもは，腹を痛がる，かぜをひきやすいなど，小建中湯の適応になることが多いようです．大人でも当帰芍薬散証で同じように果物顔がみられます．一方，肉顔というのは肉をたくさん食べると顔の皮膚が赤茶色になったり吹き出物が出たり，クレーター顔みたいになりやすいという意味です．そんな顔つきの人で便秘があれば，桃核承気湯がしばしば奏功します．

このように顔色から患者さんの生活歴を推測し，実際

＊**質問** 陰性食品とは？
　回答 生薬の薬性と同様に摂取することで生体を冷やすような食品を指す．なまもの，冷たいもの，砂糖，酢などが相当し，植物でも地下より地上部，とくに果物などは陰性度が高いといわれる．反対に火を加えた根菜類，温かい煮物などは陽性食品という．また砂糖などを多く摂っている人には，眼輪部を中心にミルクコーヒー色の色素沈着が多くみられることがあり，俗に"砂糖シミ"と呼ばれる．

の食生活を聞き出して生活指導していくことが大切です．日々の偏った食生活が体調不良の根本的な原因であることも少なくなく，食事の指導なしで漢方薬を処方しても期待する効果は望めません．

聞診篇

> **5　便やガスの臭いが強いときは，熱があると考えて大黄を使う．下痢をしていても構わない．**

　例えば桂枝加芍薬湯証のように臍を中心に腹が張って兎便傾向の人でも，便やガスの臭いが強い場合には大黄を加えた桂枝加芍薬大黄湯のほうがよいようです．大黄は腸管内の熱を冷まし便通異常を改善してくれます．たとえ下痢をしている場合でも同様の効果が期待できます．

問診篇

> **6　愁訴の多さでは陰陽は判断しない．**

　病態の陰陽を判断することが，漢方医学的診断の基本的なものさしとなります．陰陽は「暑がりなのか」「寒がりなのか」といった体全体の寒熱の情報から推測します．色々と多くの愁訴をもつ患者さんは陽証のように思えますが，陰陽の判断材料にはなりません．

> **7　暑がりの寒がりは虚証である．**

　陰証では冷え（寒）を訴えます．また慢性疾患では明らかな冷えがなければ陽証と判断します．暑がりの寒がりという人は，いわゆる外環境に適応しにくい人（暑いの

も苦手，寒いのも嫌）と考えられますので，一般的には虚証の人が多いようです．その典型例が防已黄耆湯証です．防已黄耆湯証は暑がりの寒がりの汗っかきという熟年女性に多くみられます．

8　主訴と主症状とは違う．

　漢方診療のポイントは3つあります．1つは前述したように「病態の陰陽」を見極めることです．次に「気血水」などの循環要素の異常を判定します．3つ目は患者さんの「主症状や病名」からも漢方処方を考えます．3つのチェック過程に矛盾がない処方であれば，治療効果が大いに期待できます．ここで注意したいことは，患者さんの主訴と主症状はしばしば異なることです．主訴は患者さんが最も悩んでいることですが，私たちは患者さんの根本的な異常（主症状）を見つけ出す努力をしなければいけません．

　漢方薬を処方するときに，病名から選択することも多いと思います．その場合も選んだ漢方薬は身体を温める薬なのか，冷やす薬なのか（陰陽），さらに主に気血水のどれに作用するのか確認して処方する習慣をつけるとよいと思います．

9　慢性疾患で長患いしている患者さんには冷えがある．

　前にも触れましたが，難治性の疾患には冷えが関与していることが多いようです．その理由は長く病気と闘っているうちに，だんだんと生体側が疲弊し冷えてくるためかもしれません．「冷え」は現代医学では体質と考えられており，また明確な治療手段も持ち合わせていないようです．「冷え」に対する理解と治療については漢方

医学にアドバンテージがあります．冷えをもつ難治性疾患の患者さんに対して漢方薬で温めだけで明らかに病態や症状が改善することをしばしば経験します．治療に難渋している患者さんに対しては，「冷え」という新しい視点でアプローチする道が開ける可能性があると思います．

10 早朝や夜になると症状が悪化するものは寒(冷え)があることが多い．

　気管支喘息やアレルギー性鼻炎の患者さんでは，しばしば早朝や夜になると喘鳴や水様性鼻汁の悪化がみられます．早朝や夜は1日のうちでも気温が下がる時刻です．気温の低下にともない症状が増悪する場合には生体に冷え(寒)があると考えて，乾姜や附子が入った漢方薬を選択します．なかでも乾姜は漢方医学的には消化管と肺を温める効果があると考えられています．経験的には人参湯や小青竜湯がそのような病態に有用です．

11 口渇を訴える場合には，熱証もしくは，水毒を考える．

　身体の中に熱がある患者さんに口渇があることは理解しやすいと思います．その場合の口渇は冷たい水を飲みたがるようなタイプです．また水毒によっても口渇が生じます．水毒とは身体を巡る無色の液体成分の偏在や過剰と考えられています．したがって，あるべきところに水がない，いわゆる水の偏在によっても口渇を覚えます．代表的な漢方薬としては五苓散があります．しかし五苓散証の口渇は強いものではなく，水分を摂るわりに尿の出が少ないといったところです．

12　大黄牡丹皮湯を使いたいときは痔の有無が決め手となる．

　これは小倉重成先生の口訣です．大黄牡丹皮湯証は便秘傾向があり，明らかな冷えがないわりに顔色が悪く，腰から下が重だるいような，そんなイメージです．そのときに痔疾患の有無が大黄牡丹皮湯を処方する決め手となります．もちろん右の回盲部に圧痛があれば疑いから確診に変わります．なお，大黄牡丹皮湯証では，婦人科疾患や大腸憩室炎などの器質的病変が存在することが多く経験されるため，大黄牡丹皮証と診断したときには腹部超音波や大腸ファイバーなどの検査を行うようにしています．

13　倦怠感を訴える場合，頑張れる人は柴胡桂枝乾姜湯がよい．頑張れない人には，補剤が適応することが多い．

　柴胡桂枝乾姜湯証は，人前では頑張って振舞うが，1人になるとガクッと疲れてしまうような人です．疲労と神経過敏が併存しています．どうやっても頑張れない人は，「気虚」と考えて六君子湯，人参湯や補中益気湯などの補剤の適応となります．また「私は身体が弱いけど気力で頑張っている」という人，そのわりに腹力は強く，左右にはっきりとした胸脇苦満があり，腹直筋も厚みをもって張っているような人は四逆散が適応となります．

14　身体の右側の痛みは冷えが多く，左側の痛みには瘀血が多い．

　絶対というわけではありませんが，概ねそのような傾向はあるようです．冬が始まり，少し外気が冷え込んで

きた頃の坐骨神経痛の患者さんは，しばしば右下肢の痛みを訴えることが多いようです．

> **15　入浴して温まっても，風呂から出るとすぐに冷えてしまう人には四逆湯類を考える．**

　四逆湯類の基本形は，甘草乾姜湯に附子を加えたものです．適応する基本病態は「裏の虚寒」です．裏寒とは，要するに身体の芯(裏)が冷え切ってしまい(寒)，抗病反応も著しく低下(虚)した状態です．このような人は入浴しても温まりきらず，すぐに外気によって冷えてしまうのではないかと思われます．なかには入浴そのものが過度の刺激となり，風呂に入ると逆に疲れてしまうような人もいます．倦怠感があるときは茯苓四逆湯が適応となりますが，エキス剤では人参湯(附子理中湯)と真武湯を一緒に服用させます．

切診篇
せっしん

> **16　浮脈の判定は，皮膚を押した直後ではなく，血管壁に触れたか触れないかぐらいのところで診る．脈の虚実は，脈の拍動が一番はっきりとしたところで判断する．**

　脈と腹の力(腹壁の緊張力)は虚実の判定に用います．脈の診かたは色々とありますが，最初のうちは脈が浮いているか沈んでいるのか，脈に力があるかないのかの2点がわかれば十分だと思います．一般的に浮いている脈は表証で，沈んでいる脈は裏証を示唆すると考えられています．また腹力があれば実証，緊張力がなければ虚証

と考えます．脈と腹力を診るときに注意すべきポイントは，脈と腹の力にギャップがないかということです．例えば脈は力がないのに腹力は十分あるといった場合です．このときは脈の力を優先させて，虚証と判断して対応したほうがよいでしょう．

17　真武湯の脈は，橈骨動脈から指を離すときに木綿糸のような細い緊状が残る．

真武湯証の脈は，細くて弱く，血管から指が離れるときに木綿糸のような頼りのない細い緊張が指先に残ります．機序はわかりませんが，そのつもりで意識するとすぐにマスターできます．逆にそのような脈を感じたときに，「フラッとしたり，クラッとしませんか？」と患者さんに尋ねると，びっくりした顔で「はい，そうです」と答えられることをしばしば経験します．

18　苓甘姜味辛夏仁湯の脈は，小青竜湯や麻黄附子細辛湯に比べて麻黄が入ってないぶん脈が大きく緊張が乏しい．

苓甘姜味辛夏仁湯は，症候からは小青竜湯のようだが麻黄が胃にさわって服用できない人に用います．一般的に麻黄が入っている薬方の脈には強い緊張感がありますが，麻黄が含まれない苓甘姜味辛夏仁湯では脈の緊張は乏しく脈はいくぶん太いようです．

19　切診の際は必ず手を温めてから触ること．はじめは足首など遠いところから触ること．

誰でも冷たい手でいきなり触られるとドキッとして身体に力が入ってしまいます．すると手足の冷たさや腹壁

の緊張の判断を誤ることになります．したがって，患者さんの身体に手を触れる前には必ず手を温めてから触るように心がけなくてはいけません．それから最初から腹部を診察するのではなく，足首を触って冷えを確認したり，脛骨前面の浮腫を診たり，身体の末梢から診察するようにすべきです．また，子どもの診察については目線を下げて，少し膝を折って子どもの視線と自分の視線とが平行になるように対面することが，子どもに威圧感を与えずに診察に協力してもらえるコツだと思います．

20 腹力のある人は，正面から見ても横から見ても丸い．垂れてこない．

日常診療で最も再現性があり，かつ修得しやすい手技は腹診です（三潴先生）．この言葉は見た目でも腹力が推測できるということでしょう．その代表は大承気湯や防風通聖散だと思います．逆に仰臥位になると腹が横に広がって垂れてくるようなお腹を蝦蟇腹といい，防已黄耆湯証で多くみられます（小倉重成先生）．

21 臍を中心に冷えているときには大建中湯を考える（図1）．

大建中湯証では臍に手を当てると，その周りだけが冷たい人が多いようです．この使用目標だけで約40例に大建中湯を投与したところ，腹力や脈力に関係なく70％ぐらいの有効率が得られました．このようにお腹の温度も処方を決定する1つの目標になり得ます．そのほかに心下部を触ると冷感があり，かつ抵抗と圧痛（心下痞鞕）がみられるときは人参湯が，また強い上熱傾向があるときは黄連湯の目標とします．下腹部を触れて熱感があるときには猪苓湯が適応となります．逆に冷感があるとき

漢方診療 50の口訣

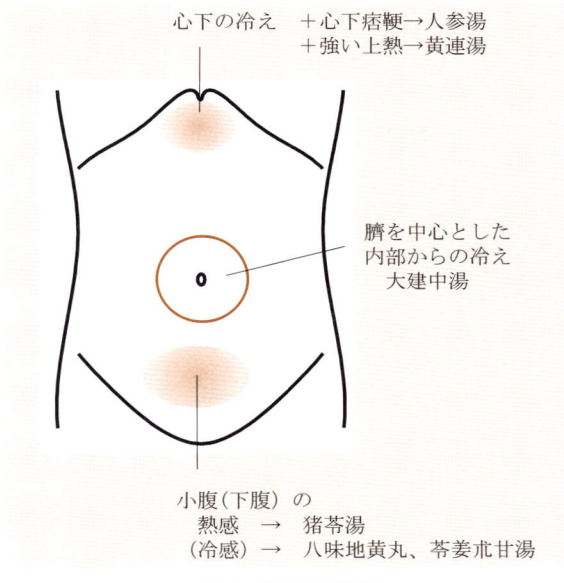

心下の冷え ＋心下痞鞕→人参湯
　　　　　＋強い上熱→黄連湯

臍を中心とした
内部からの冷え
大建中湯

小腹（下腹）の
　熱感　→　猪苓湯
　（冷感）→　八味地黄丸、苓姜朮甘湯

図1　腹部の温度

は八味地黄丸や苓姜朮甘湯を考慮します．また大黄牡丹皮湯や腸癰湯では右下腹部に熱感があることがあります．

22　柴胡剤は胸脇苦満がなくても，往来寒熱や白い舌苔を目標として使ってもよい．

　これは伊藤清夫先生の口伝だそうです．胸脇苦満は柴胡剤の大切な使用目標ですが，胸脇苦満がなくても往来寒熱や白苔などの状況がそろえば柴胡剤を使用できるという意味です．漢方医学のバイブルである『傷寒論』にも「傷寒，中風，柴胡の証あり，但だ一証をみれば便ち是なり．悉く具わること必ずとせず」という記載があり，柴胡剤を使うべき状態と診断すれば胸脇苦満はなくても

使用できると解釈できます．実際の運用例としては，こじらせたかぜ症候群などで，夕方の微熱や消化器症状が現れた（少陽病期）ときに，はっきりとした胸脇苦満がなくても柴胡剤を使う1つの根拠となるでしょう．

23 黄耆を使いたいような肌の質感はポチャポチャと柔らかく，マシュマロのような感じがする．

　腹診のときに患者さんの肌の質感も処方を考える決め手になります．黄耆を使いたいような肌の質感はポチャポチャと柔らかくマシュマロのような感じがします．とくに防已黄耆湯証では大きな決め手になる所見です．ただし逆も真なりで，桂枝加黄耆湯や黄耆建中湯では，肌のガサガサ感を目標とすることがあります．これらの所見はまったく正反対のようにみえますが，黄耆の作用が「皮下の水をさばく」ことを覚えておくと理解できます．つまり黄耆は，皮下の水余りにも水不足にも対応できるわけです．このように生薬にはまったく反対のような病態を改善する働きがあります．要するに生薬は病的にシフトした状態をニュートラルな状態に戻す働きがあると考えられます．

24 黄連解毒湯の肌はガサッとした感じがあり色素沈着や痒みを伴うことが多い．

　黄連解毒湯は実証でのぼせを伴う一種の駆瘀血剤です．主要な構成生薬ある黄連には上に向かう血熱を冷ます作用があると考えられています．したがって黄連解毒湯証では浅黒いような肌の色調を呈することが多いようです．ちなみに体の内熱を冷ます石膏が入った薬に適応する人は，鮮やかな紅色を呈するようです．

25 柴胡桂枝乾姜湯と加味逍遙散は，肌の質感と舌の色調で見分ける．

　柴胡桂枝乾姜湯と加味逍遙散はいずれも虚証の柴胡剤であり，しばしば鑑別に悩みます．両者には寒熱の違いがあり，それは肌の質感と舌の色調に反映されます．つまり加味逍遙散は身体に少し熱がこもっているため，肌にしっとりとした艶があり，舌質はやせて赤く，さらに舌下静脈が怒張し舌の先端まで追えることがあります．一方，柴胡桂枝乾姜湯には乾姜という熱薬が入っており，少陽病期の薬に違いはないのですが，少し冷えが入っているようです．柴胡桂枝乾姜湯証では，肌の質感は少しカサカサしていて，舌もボテッと白いことが多いようです．両者を理解するためには，

　加味逍遙散＝柴胡桂枝乾姜湯－寒＋熱＋瘀血

と方程式で覚えておくと便利です．

26 茯苓四逆湯は，下腹全体がフワッと盛り上っている．さらに心下悸が触れればなお良い．

　この理由はまったくわかりません．茯苓四逆湯を使い込んだ三潴先生ならではの経験則だと思います．なお茯苓が入った漢方薬にはしばしば心下悸がみられます．茯苓には利水作用と精神安定（安神）作用があると考えられています．

27 特異的な圧痛点（図2）

　○葛根湯―臍の左直上に圧痛がある（大塚敬節先生）．

　葛根湯を用いる際の腹診上の目標です．大塚先生は臍痛と呼ばれていたそうです．山田光胤先生によると臍の

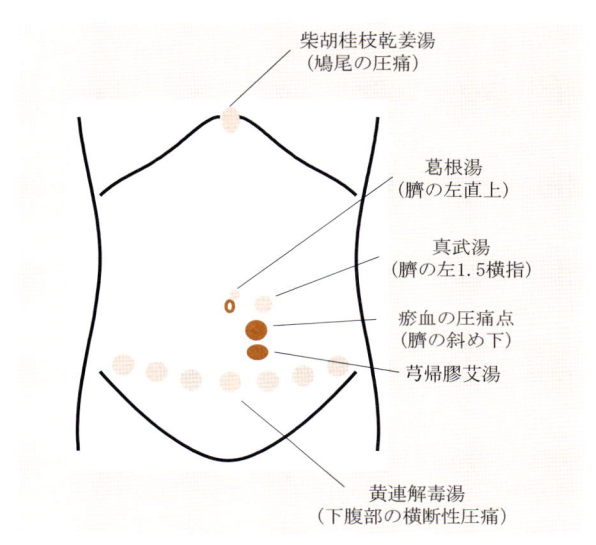

図中のラベル:
- 柴胡桂枝乾姜湯（鳩尾の圧痛）
- 葛根湯（臍の左直上）
- 真武湯（臍の左1.5横指）
- 瘀血の圧痛点（臍の斜め下）
- 芎帰膠艾湯
- 黄連解毒湯（下腹部の横断性圧痛）

図2　特異的な圧痛点

直上を指頭でクリクリと動かすように圧迫すると，小さな抵抗を感じ，患者が痛いというと書いています．三潴先生によれば，桂枝加葛根湯でも同様の所見がみられるため，これは葛根の圧痛点ではないかということです．

○真武湯—臍の左側1.5横指のところに圧痛がある（高木嘉子）．

真武湯証の70％ぐらいに確認できるようです．真武湯証と確認するときに押してみます．

○黄連解毒湯—下腹部のいたるところに圧痛がある（寺澤捷年）．

黄連解毒湯証では下腹部のいたるところに圧痛がみられるようです．実際には，通常みられる瘀血の圧痛点よりも深い部分に痛みがあり，しかも下腹部を真一文字に横断するように配列されているようです．どうも桂枝茯苓丸は浅い部分の血流を改善し，黄連解毒湯は深い部分

の血流を改善するようです（伊藤隆先生）．

○柴胡桂枝乾姜湯—鳩尾を押すと強い痛みを訴える（細野診療所）．

京都の細野診療所に伝わる口訣です．柴胡桂枝乾姜湯証では，胸骨中央から剣状突起（鳩尾）に圧痛がみられます．具体的には剣状突起の下辺りを軽く押すとかなり痛がります．

○芎帰膠艾湯—左下腹部の臍下3横指付近の圧痛

芎帰膠艾湯証では左臍傍にある典型的な瘀血の圧痛点から2横指ぐらい下に，硬結を伴わない圧痛をしばしば認めます．太陰病虚証で血虚，出血傾向の病態では適応の決め手になります．

28 疎経活血湯証では，左右の筋肉（大腿部，肋間部）を同じ力で押すと左側を痛がることが多い．

疎経活血湯の特徴は左半身に圧痛があることです．酒飲みで頬が少しこけたような，顔が赤くやけたようなタイプで，体を痛がる人が適応です．もし疎経活血湯を疑ったら，肋間や大腿直筋の左右対象の部分を押してみて，どちらが痛いかと尋ねると，典型例では「左側が痛く，びっと響く」と答えます．

薬方篇

29 初診から薬を変えた場合，3回目までに効けばよしとする．

これは藤平健先生の言葉だそうです．「初診時に処方した薬が効かない．次に処方した薬もどうやら効果がない．しかし3度目に処方した薬が効いた場合には，まず

まず上手くいったと考えるべきである」という，大変に勇気づけられる言葉です．漢方薬は偏った状態を中庸に向かわせるという働きがあります．治療のベクトルが正しい方向であれば，最初の処方で著効がみられなくても，だいたい3回目までには満足できる結果が得られるという意味かもしれません．したがって初診時に正しい治療の方向を決めることが大切です．その作業こそが「病態の陰陽」を見極めることです．冷え（寒）がある患者さんに身体を冷やす薬を投与すると，治療のベクトルは反対に向いてしまいます．方向さえ正しければ，生体には自然治癒力があるわけですから，だんだんと正常状態へと近づいていきます．寺澤捷年先生も同じように「初診時に3つの漢方薬を鑑別にあげる習慣をつけるべきだ」といわれています．一発ホームランよりも，バントで塁を進めてヒットにつなげて得点するといったイメージでしょうか．

30　病位が離れている2種類に漢方薬を使う場合には，合方せずに各々離して服用させるほうがよい．

　漢方は，そのときに複数の病気があっても，例えば桂枝茯苓丸証であれば，桂枝茯苓丸ひとつですべての症候に効果があるのが原則です．しかし実際の臨床ではもう少し複雑です．証という漢方的な診断も，同一個体に同時に複数存在する，あるいは存在するようにみえることがあります．それが合病や併病という概念です．

　合病とは，病位（証の中心）は1つですが他の病位の症状も出現している状態です．例えば感冒性の下痢などで，確かに太陽病の葛根湯証だと思うのに，下痢という裏の症候が出ている．そんなときは病気の主体は太陽病

（表）であるのだから，葛根湯を服用させると下痢もよくなるといったものです．

合病が本は1つの病位であるのに対して，併病とは，同一個体に同時に複数の証（病位）が併存する状態です．あまり陰陽虚実（病位）が離れている2種類の漢方薬を使用するときには，例えば大柴胡湯証と八味地黄丸証があるようだと診断したときには，2つの薬を一緒に服用（合方）させずに，時間を離して，30分なり1時間なり空けて飲むという方法がよいと思います．柴胡剤などは，駆瘀血剤や利水剤と非常に相性がよいためにしばしば合方することがありますが，最初のうちは漢方薬の効果と限界を知るためにも原則を守ったほうがよいでしょう．また，合病やら併病でどう治療したら迷った場合には表証から治療するのも1つのコツです．

> **31 十全大補湯は何がどうというわけではないが，どうにも今ひとつ元気がないときに使ってみるとよい．なんとなく全体が軌道に乗らない場合など，網手のように全体を包み込む薬である．**

藤平健先生からの口伝です．十全大補湯は有名な補剤であり，気血両虚という身体も精神的にも衰弱しているときに使用する薬です．しかし，何か今ひとつ病態がはっきりしないときに十全大補湯を使ってみると，その後の治療の方向性がみえてくる感じがします．また急性疲労，とくに登山の後や看護疲れのときに使うと本当によく効く薬です．看病疲れの人に「疲れてぐったりしたら，湯飲みにエキスを一袋入れてお湯で溶き，一服して，ため息を一つ二つついてごらんなさい．」と勧めると，必ず喜ばれます．

32　春先には柴胡桂枝乾姜湯証が増える．

　春は木の芽立ちの季節であり，植物も人も発揚してきます．この季節には些細なことで言い争いをしたり，またイラついたりといった，漢方医学でいうところの「肝の異常」（肝気亢進）を来しやすい状態になります．柴胡には肝気亢進を抑える作用があります．柴胡剤にも色々な種類がありますが，なかでも春先には精神安定作用をもつ牡蠣が入り，虚証なのに柴胡含量の多い柴胡桂枝乾姜湯証が増えるようです．

33　苓姜朮甘湯は強い痛みには使わない．
　　八味地黄丸は使う．

　苓姜朮甘湯は利水剤に分類されます．腰の周り，時には大腿まではスースーと冷えるというのが特徴です．痛みの性状は重だるいといった感じであり，あまり強い痛みは訴えないようです．冷えが強いときにはしばしば加工附子末（三和生薬）を加えます．一方，八味地黄丸は膝から下を中心に下半身が冷えるのが特徴です．漢方医学的病態は「腎虚」ですが，構成生薬の中には牡丹皮といった駆瘀血剤も含まれています．骨粗鬆症による圧迫骨折などの頑固な痛みにも有効です．

34　咽痛ではじまる感冒には，麻黄附子細辛湯，桂枝麻黄各半湯もしくは桂枝二越婢一湯を使い分ける．

　咽痛ではじまる感冒を「咽チクのかぜ」といいます．藤平健先生はこのタイプのかぜに効く漢方薬，つまり麻黄附子細辛湯，桂枝麻黄各半湯と桂枝二越婢一湯を「咽チク三兄弟」と命名しています．麻黄附子細辛湯は少陰

病期の薬であり，冷えが主体となります．一方，桂枝麻黄各半湯と桂枝二越婢一湯は太陽病期の虚実間の薬で，「熱多く，寒少なし」が特徴です．2つの薬の鑑別点は口渇の有無です．これらの薬の詳しい使用目標は本書「かぜ症候群」（56ページ）を読んでください．

35 真武湯は陰証の葛根湯とも呼ばれる．名前の通り，あまりにも応用範囲が広いために，逆に特徴が乏しい．

真武湯は便利な薬です．陰証と判断した場合には必ず鑑別に入れておかなければいけません．慢性下痢，虚弱者の感冒，めまいや身体の痛みなど様々な症候に有効です．基本病態は水毒と冷え（寒）ですが，特徴的なめまい感（フラッとする，クラッとする）を伴うことが多いようです．しかし，いずれの疾病もあまり症状が強い場合には使わないようです．小倉重成先生から伝えられた「困すれども窮することなし」という口訣があります．つまり倒れそうにフラフラするのだが，実際には倒れないということです．真武湯をマスターすると臨床の引き出しがたくさん増えた感じがします．

36 半夏厚朴湯はつまっている部位がはっきりしている．一方，香蘇散はどことなく巡らない感じである．

半夏厚朴湯と香蘇散は「気うつ」に対する代表的な薬です．気うつは身体を巡る気の流れが停滞したもので，抑うつ状態や閉塞感を引き起こします．半夏厚朴湯は，咽に飴玉がつまっているなど，患者さんは具体的に部位や状況を教えてくれることが多いのです．つまる部位は咽だけでなく，心下部がつまっている場合にも有効です．

一方，香蘇散はどことなくつかえたりつまっている漠然としたイメージです（花輪壽彦先生）．

37 香蘇散はクシャミのような薬である．はっきりとした主張がない．

　感冒のひきはじめにクシャミをすると，少しすっきりします．香蘇散はそんな効果がある薬です．また香蘇散ははっきりとした主張をもたないためか，なにか巡っていないような感じを目標に用います．しかし，上腹部の膨満感には特異性があるようです．少し食べると上腹部，とくに左側が膨れる場合（打診で鼓音を確認するとよい）にはよく効きます．食欲低下があれば六君子湯と一緒に使用するとさらに効果的です．とくに術後に食べられない患者さんには大変に喜ばれます．また上腹部のみならず，臍を中心に張るときには桂枝加芍薬湯と合方して用います．ところで，季節の変わり目の鼻閉にも香蘇散がよいようです．

38 黄連湯は，冷たいビールを飲みながら焼肉を食べ過ぎて胃がもたれて痛むようなイメージである．舌に白い苔がベッタリとついていればなお良い．

　これほど黄連湯の特徴を端的に言い表した言葉は知りません．黄連湯の特徴は「上熱中寒」です．つまり消化管（中焦）に冷えがあるくせに顔には逆上せ感がある状態です．ぜひ，ご自身で身をもって効果を実感してください．

39 白虎加人参湯は意外と顔色が悪いことが多い．

白虎加人参湯は白虎湯に人参を加えたものです．白虎湯証の特徴は，非常にのどが渇き，冷たい飲み物を欲しがります．これは熱が体内に非常にこもっているためで，石膏はその内熱を冷ます作用があります．したがって白虎湯証の皮膚の色は鮮やかな紅色をしています．ところが，人参には身体に潤いをつけ，体力を補う作用が知られています．よって人参を加わった白虎加人参湯証では皮膚はカサカサして脱水気味であり，顔色がよくなことが多いようです．

40　八味地黄丸は胃がもたれることがある．あまり胃腸が弱い人には使えない．

　八味地黄丸は，陰証の虚証に適応となりますが，虚証の程度は軽い薬です．ひどく虚していて胃腸が弱いような人では，しばしば地黄が胃にもたれたり，下痢気味となったりして使いにくいことがあります．八味地黄丸が使えそうか判断するポイントは舌苔を診ることです．乾燥した白苔があればまず大丈夫です．しかし舌苔がなくて胃腸が弱くて舌苔もない，でもどうしても八味地黄丸が使いたい，そんなときは胃腸を温め補う人参湯を合方するとよいときがあります．ところで脾胃と腎の両方が虚しているようであれば，脾胃の治療を先にしなければいけません．

41　非常に疲れていて補中益気湯を使いたいが，予想以上に虚している場合は黄耆建中湯を使う．

　補中益気湯は，黄耆や人参などの補気作用（元気をつける）をもつ生薬が入った補剤の代表です．「足がだるい」とか「すぐに横になりたい」などの弛緩タイプの倦

怠感を目標として使います．また補中益気湯は少陽病の虚証に適応する薬であるため，明らかな冷えはなく，むしろ高齢者の遷延性炎症など熱性疾患にも応用されます．一方，黄耆建中湯は陰証（太陰〜少陰病の虚証）の薬です．小建中湯証のようだが，疲労衰弱が著しいことを目標とします．したがって補中益気湯に比べてより虚した状態に適応になると考えられます．

42 柴胡を使いすぎると肌がかさつくことがある．その時は芍薬を増量する．

柴胡剤を長期に服用させると皮膚がカサカサになることがあります．これは柴胡が「肝を瀉す」ことにより血虚を増長させるためと考えられています．そのようなときは芍薬を入れて血虚を予防します．特に急速に成長する小児では，貧血（血虚）になりやすく，配慮が必要です．小児のアトピー性皮膚炎の安定期に用いられる漢方処方に柴胡桂枝湯加黄耆があります．エキス剤では小柴胡湯と桂枝加黄耆湯（東洋薬行）ですが，さらに芍薬が多い黄耆建中湯をよく使います．またアトピー性皮膚炎に柴胡剤を使う時にはしばしば四物湯を加える工夫も必要です．

43 附子と乾姜は温め方が違う．

附子と乾姜は代表的な熱薬ですが，身体の温め方が違います．附子はバーナーで燃やすように激しく温めます．ショック状態などにも使用されることから，衰弱した生体機能を賦活させるような感じです．一方，乾姜はトロトロと弱火で温めるようなイメージです．消化管や肺を中心に温めながら元気をつけていく作用があります．乾姜を冷えがない人に服用させると，逆に胸焼けを

起こしたりします．また乾姜は尿路の刺激症状を起こすことがあるので注意が必要です．

44　附子の副作用は覚えておくこと

　附子は身体を温めながら痛みを抑える作用があるため，慢性疼痛（温めると楽になる，冷えで悪化する）の治療には必要不可欠な生薬です．大塚敬節先生も「附子と柴胡に代わる洋薬なし」と言われていたようです．しかし附子には強心作用があるため，その使用には細やかな注意が必要です．

　附子の副作用は，服用後30分〜1時間で起こることが多いようです．中毒症状としては，口や舌がしびれたり，動悸・のぼせや嘔吐などがみられます．エキス製剤では，中毒の危険性は少ないと考えますが，それでも附子末を開始・増量するときには注意が必要です．さらに気温が上昇する時期（とくに『大寒』以降）には，附子が効きすぎて中毒を生じる可能性があるため，むしろ附子を減量するよう心がけることが必要です．

45　帯状疱疹の急性期には，患部に熱があれば桂枝二越婢一湯加減がよい．熱がなければ桂枝加朮附湯を使う．

　帯状疱疹は表証として太陽病期の処方で対応します．さらに水疱や異常感覚を伴うことが多いため，朮や黄耆を加えます．もし患部に熱感があれば，麻黄と石膏が入った桂枝二越婢一湯を基本方剤とします．エキス剤では桂枝加黄耆湯（東洋薬行）と越婢加朮湯（ツムラ）を合わせます．黄耆は皮膚のピリピリ感を伴うようなときに有用です．朮は利水作用があるため水疱病変に適しています．さらに痒みが強ければ荊芥や連翹を加えます．患部

に熱がなく，温めると痛みが楽になるようであれば桂枝加朮附湯を用います．エキス剤では桂枝加黄耆湯に真武湯を合わせるとよいでしょう．真武湯には茯苓，朮，附子の組み合わせが入っているため，利水作用と鎮痛効果が期待できます．

46 長引いた感冒や虚弱者の感冒には桂姜棗草黄辛附湯がよい．

遷延した感冒（ただし消化管症状はなく，少陽病期でないもの）や胃腸の弱い人の感冒に桂姜棗草黄辛附湯がよく効くことがあります．エキス剤では桂枝加朮附湯（ツムラ）と麻黄附子細辛湯（三和生薬）を合わせるとよいでしょう．

47 慢性腎不全には中焦を補う薬を使う．

慢性腎不全の漢方治療は，中焦（消化管）を補う薬を基本処方とします．補中益気湯には明らかな血清クレアチン低下作用があります．また温脾湯には尿素窒素の有意な低下作用があり，透析までの時間を延長させます．温脾湯は四逆加人参湯加大黄と同じであり，適応する患者さんでは皮膚が薄い感じの印象があります．生薬の大黄には瀉下作用のほかに尿毒症の毒素低下作用（タンニン分画の活性酸素消去作用）があります．注意すべきことは局方の大黄末は，瀉下作用（センノサイド）を基準に作られているため毒素低下作用はなく，むしろ腎不全にはよくありません．また，八味地黄丸など茯苓を含む方剤を利水剤として慢性腎不全に使う場合には，血清クレアチン 4.0 mg/dl 以上の患者さんには禁忌です．ただし，透析中の患者さんには使用できます．そのほかの補剤として黄耆建中湯や十全大補湯は使用できます．

48　強皮症には駆瘀血剤が有効である．

　難治性疾患である強皮症には，桂枝茯苓丸や当帰芍薬散などの駆瘀血剤が皮膚硬化の改善にしばしば有効です．さらに八味地黄丸を併用すると良いようです．

49　八味地黄丸と桂枝茯苓丸にもちこめば，勝ち戦（いくさ）である．

　特に高齢者の治療で，しばしば三潴先生が口にされる言葉です．最初のうちは患者さんの愁訴に対応すべき漢方薬を処方しますが，だんだん症状が改善していき，最終的に八味地黄丸と桂枝茯苓丸へと処方が落ち着けば，こちら側の治療戦略がうまくいったという意味です．というのも八味地黄丸は漢方医学的には「腎虚」に適応する方剤です．人は親から授かった命（先天の気）とともに生まれます．この先天の気は生後には補充不可能で，使い切れば寿命となります．先天の気は腎に宿っており，老化とともに出現する腎の機能低下（腎虚）を補う薬が八味地黄丸です．また，桂枝茯苓丸はいわゆる微小循環障害を改善する薬です．つまり八味地黄丸と桂枝茯苓丸は，現在盛んに言われているところのアンチエイジング（抗加齢）効果をもたらす薬剤になるわけですから，すっとそのまま服用していただくと健康で長生きできるということになります．

50　漢方薬を多く覚える必要はない．基本的な処方を5～10種類ほどマスターした後に，証の空間を作るようにイメージすることが大切である．

　まずはご自分の専門や環境に応じて，使用頻度の高い

薬方を積極的に処方してみることでしょう．それによって，言葉を用いての説明ではなく，方剤の持つ個性（方格といいます），イメージが感じられるようになります．決して初めから多くの処方を覚える必要はありません．そのうちになじみの処方が5からせいぜい10方剤もできると，証の空間が形成されてきます．そのためにも症状や病名だけにとらわれず，第一に陰陽と虚実，次に気血水の異常，という視点で病態の把握につとめ，方剤を選択してください．病名や症状で候補となる方剤があがっても，最終的には陰陽虚実を確認して決めます．また古方（『傷寒論』・『金匱要略』収載の方剤）は陰陽や気血水といった証の性格が明らかで，初心者はこれらの方剤を身につけることが上達の早道です．また，むやみに合方や併用をせず，単方で勝負しましょう．合方は先人の使用経験に限り，最小限にすべきです．

使ってみよう！ こんな時には漢方薬

1 食欲不振

院内報 2005 年 8 月号

胃が弱って食べられない！ ➡ 六君子湯（りっくんしとう）
少し食べても腹が張る！ ➡ 香蘇散（こうそさん）
食後の胃もたれ！ ➡ 平胃散（へいいさん）

---

1. **六君子湯（ツムラ 43）**
   胃腸が弱って「食事が食べられない」と訴えるような場合
   よく似た処方
   人参湯（ツムラ 32）
   六君子湯かな？と思うが，冷え性や心窩部の冷えがある場合
2. **香蘇散（コタロー 70）**
   少し食べただけで上腹部（胃）が張る（多くは左上腹部に打診上鼓音がある）場合
3. **平胃散（ツムラ 79）**
   食べられるが食後に胃がもたれる場合（漢方の消化剤！）

西洋医学的な発想　食欲不振　　　　　　　　清田　雅智

①**基礎疾患があるとき** ➡ 各々の病態に応じた治療
　悪性腫瘍：胃癌，大腸癌，肺癌，リンパ腫，など
　内分泌異常：低ナトリウム血症，高カルシウム血症，甲状
　　腺機能低下症，副腎不全，ketoacidosis
　感染症：ウイルス性肝炎，結核，腸管寄生虫，など
　炎症性腹部疾患：胆嚢炎，膵炎，虫垂炎，憩室炎，など
　慢性疾患：貧血，COPD，慢性心不全，慢性腎不全，パーキ
　　ンソン症候群
　その他：歯の異常，嚥下障害
②**薬剤投与によるもの** ➡ 中止を考慮
　アルコール，カフェイン，抗ヒスタミン薬，キサンチン製
剤，抗けいれん薬，エフェドリン，SSRI，麻薬
③**精神医学的なもの** ➡ 精神科医への相談
　摂食障害，うつ病，強迫性障害，統合失調症，人格障害
④**精神社会的問題** ➡ 心理的ケア
　孤独，失恋，心理的ストレス

一般的な処方運用
　実際には，外来で胃のもたれ，食欲不振，悪心の症状を聞いて西洋医学的に考える薬剤はおおむね以下ようなものではないだろうか？
　　一時的な症状（めまいなど）：プリンペラン®，ナウゼリン®
　　食道裂孔ヘルニアなど：ガナトン®
　　うつ病など：ドグマチール®，デプロメール®，トレドミン®
　　胃潰瘍・逆流性食道炎：タケプロン®，ガスター®

■漢方エキス製剤のオーダーの方法　　例）六君子湯
（飯塚病院の場合）
①名称またはコード欄に「リックン」と入力し検索キーを押す．
②ツムラ六君子湯エキス顆粒（No.43）を選択する．

③数量の欄に「7.5」gと入力する．
④用法は「分3　朝・昼・夕」と「食前30分」または「食間」を選択する．
⑤エキス剤*は白湯に溶いて服用した方が効果的なので，患者への指示の欄に「湯のみ半分ぐらいの白湯にまぜて服用してください」と入力する．

■エキス剤の効果的な飲み方

エキス剤は，100 ml程度の白湯に溶いて食前または食間に服用した方が効果的である．この原則を守るだけでも，効き目がかなり違ってくる．

■適応病名

六君子湯エキス，平胃散エキス，人参湯エキスは「慢性胃炎」に適応があるが，香蘇散エキスは「風邪，感冒」の適応しかないので注意してほしい．

■実際の処方例

少し食べると上腹部の膨満感があって食欲低下がある場合，ツムラ六君子湯7.5＋コタロー香蘇散6.0 3×毎食前「口訣37（20ページ）」

---

* 質問　エキス剤とは？ほかに○○剤というのがあるのですか？
回答　エキスとはextractつまり抽出物のことで，特に有効成分を抽出した固形あるいは半固形薬を指す（南山堂：医学英和辞典を参照）．漢方薬の多くは本来，生薬の混合物を煎じ（水で煮だし）た汁を用いるが，その水分を飛ばし，乾燥した残渣を製剤化したのが漢方エキス剤．つまり，コーヒーでいえば「インスタントコーヒー」の粉はエキスなのである．

漢方薬の主な剤形としては，生薬を煎じた液体（煎剤）として服用する○○湯（とう）あるいは湯液，生薬を粉末のままで利用する散剤，粉末を蜂蜜などで丸めた丸（がん）剤がある．エキスも顆粒，粉末（散），錠剤，カプセルなどに製剤化されている．もっとも，同じエキスでもインスタントコーヒーのカプセルは見たことがない．

知っ得漢方

　漢方エキス剤には**甘草**(かんぞう)を含んでいるものがある．甘草の含有成分であるグリチルリチンは尿細管でのカリウム排泄促進作用を有し，血清カリウム値を低下させるため，**低カリウム血症，浮腫，高血圧，ミオパチー**などの**偽アルドステロン症**を生じやすいことはよく知られている．したがって，これらの疾患がある患者には甘草を1日量2.5 g以上含有する処方は禁忌となっている．六君子湯エキス，香蘇散エキス，平胃散エキスはいずれも甘草成分は，1.0 g/1日量となっており，比較的安全と思われる．人参湯エキスの場合，甘草成分は3.0 g/1日量と比較的多い製剤であるので，注意が必要である．

漢 こんなふうに漢方①

読者の皆様へ

　日進月歩の現代医療，その担い手の中心は西洋医学である．しかし現実には，西洋医学的方法のみでは十分な患者満足度が得られないことも．そんな時には漢方治療も視野に入れてみてはいかがだろう．For the patient, first！とはいうものの，大学で講義を受けたわけでなし(2002年度からは医学部コア・カリキュラムに漢方採用)，作用機序から考えようにも天然物の混合体で，薬剤名は漢字！　ナントとっつきにくい．そんな医師のために，まずは西洋医学的にも復習しつつ，三択から漢方薬を一つ使ってみよう．

　使いながら身につく漢方講座を目指して，毎項一つずつのテーマで西洋医学的な観点と並行して解説していく．その中には毒ならぬ漢方理論も忍ばせて，徐々に漢方的な考え方も植え付けていく魂胆である．さてお立会い！　でもなく，サラッと読んでソロッと実践！　それで困った時には，漢方診療科医師へご連絡を．

症例1
六君子湯で食欲もりもり，元気モリモリ！
主治医　犬塚　　央

患　者　77歳女性
主　訴　食欲不振
既往歴　39歳 子宮筋腫手術，52歳 胆嚢摘出術
家族歴　母，脳梗塞
現病歴　4年前より，口腔内乾燥感で当科通院中．某年8月下旬，発熱，下痢が出現．その後発熱や下痢症状は消失したが，1か月以上も食欲不振が続いた．

西洋医学的所見
　身体所見：身長142 cm，体重39 kg，血圧136/76 mmHg，脈拍77/分，体温35.9℃
　検査成績：Hb 11.7 g/dl，TP 6.4 g/dl，Alb 3.9 g/dl

漢方医学的所見
　自覚症状：暑がりで寒がり，気力がない，食欲低下あり，便秘あり，夜間尿1回，口渇あり，不眠傾向あり，汗をよくかく，胃がジャブジャブいう，首がこる，目がかすむ，腰痛・膝痛あり．
　脈候：やや沈[*1]，大小間[*2]，やや弱．
　腹候：腹力弱[*3]，胃部振水音[*4]・臍上悸[*5]・左臍傍圧痛[*6]・小腹不仁[*7]あり．
　舌候：軽度暗赤色，乾燥した白苔がまだら状に付着．

経　過　食欲不振，心下の振水音，まだら状の舌苔を認めた．気虚（ききょ）があると考え六君子湯（ツムラ六君子湯エキス顆粒7.5 3×毎食前服用）を処方．4週後，「食欲は戻った．食べ過ぎるくらい」と笑顔で答えた．6週後「元気が出てきた．調子が良い」とのことで廃薬とした．

考　察　漢方医学的な「気」が不足し食欲不振や倦怠感が強くなることを「気虚」という．六君子湯や人参湯といった，胃腸虚弱に頻用される処方は消化吸収機能を賦活化し生命力

（漢方医学的にいえば'気'）を増す働きがある．（こんなふうに漢方⑳—元気を出させる NST，189 ページ）心窩部の圧痛や胃部の振水音があれば，六君子湯が適応となる．六君子湯かな？と思っても冷えが強い（心窩部が他覚的に冷えていたり，手足が冷たかったりする）場合は人参湯．ただし人参湯には振水音がない．冷えもあるし振水音もあるといった場合は，人参湯と真武湯を合方[*8]する．六君子湯は舌に厚めの舌苔が認められる傾向がある．

---

*1 質問 沈とは？
回答 橈骨動脈の橈骨茎状突起付近で，示・中・薬指の 3 指を用い 3 指全体で脈状を判定する．沈とは，3 指で深く強く押えないとはっきりしない脈のこと．
*2 質問 大小間とは？
回答 上記のように脈を診た時に幅の広い脈を大，細い脈を小という．大小間とは，その中間程度の幅を持つ脈である．
*3 質問 腹力とは？
回答 腹壁の緊張，弾力．
*4 質問 振水音とは？
回答 心窩部あたりの腹壁を手首のスナップを利かせて叩いたり身体を揺すったりするとぽちゃぽちゃと音がすること．
*5 質問 臍上悸とは？
回答 臍の上に腹部大動脈の拍動を触知すること．
*6 質問 左臍傍圧痛とは？
回答 臍周辺の抵抗・圧痛，瘀血（〝血〟がサラサラ流れない状態）の兆候．この場合は臍の左側に圧痛が認められた．臍の斜め下方 1〜2 横指が代表的．
*7 質問 小腹不仁とは？
回答 小腹とは下腹部のこと．不仁は知覚鈍麻の意．上腹部に比較して下腹部の知覚鈍麻があること．また，同時に下腹部の腹力低下を伴う．
*8 質問 合方(ごうほう)とは？
回答 2 種類以上の処方を（混ぜて）用いること．

症例 2

食欲不振に人参湯

主治医　犬塚　央

患　者　97歳女性
主　訴　食欲不振，全身倦怠感
既往歴・家族歴　特記事項なし
現病歴　高齢ではあるが認知証もなく，入所中の老人ホームでの生活は食事や排泄なども介助があれば，ほぼ問題なく行えていた．某年4月に胃癌で胃切除術を受けた．術後経過は順調であった．術後半年ほどして老人ホームの運動会に出場したが，当日とても寒くて冷えてしまい，頭痛，くしゃみ，鼻汁が出現し，食欲がなくなった．頭痛は近医で後頭神経痛と診断され，神経ブロックと内服薬を処方された．また食事摂取量が少なかったため1週間点滴を受けていたが，運動会後1ヵ月ほどたったところ経口摂取不能，飲水も少量となった．くしゃみ，鼻汁は消失したが，頭痛，食欲不振が続き，倦怠感も強くあり，活動性が低下してきたため当科に紹介入院となった．

西洋医学的所見

身体所見：身長 134 cm，体重 34 kg，血圧 100/52 mmHg
脈拍 69/分，体温 35.8℃
検査成績：Hb 10.8 g/dl，TP 7.7 g/dl，Alb 4.7 g/dl

漢方医学的所見

自覚症状：体が寒い，手足が冷たい，食欲低下あり，便秘あり，夜間尿2回，全身倦怠感強い．
脈候：浮沈中間[*1]，やや細[*2]　やや弱[*3]．
舌候：舌質は軽度暗赤色，腫大[*4]・歯痕[*5]なし，乾燥した白苔中等量認める．
腹候：腹力[*6]は弱い，心下痞鞕[*7]あり，腹直筋緊張・右臍傍圧痛[*8]・小腹不仁[*9]いずれもあり．

経　過　食欲低下が主訴であるが，六君子湯か人参湯の鑑別が

1　食欲不振

必要であった．この症例では，冷えがあったため，（体が寒い・手足が冷える），人参湯（煎じ薬 3×）を処方した．徐々に経口摂取が増え元気になり，頭痛，倦怠感も消失した．1 週間で食欲はほぼ回復した．リハビリを行い，2 週後には活動性も以前の状態に戻りすっかり元気になって退院した．

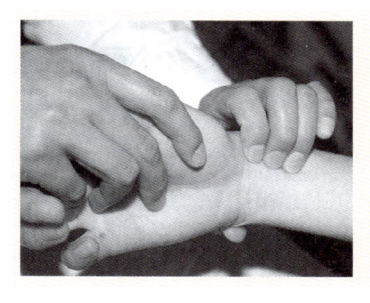

脈診：相手の向かい合った手の橈側より橈骨茎状突起の高さで中指を橈骨動脈に触れ示指と薬指を添える．3 指で均等に脈触知し指で血管を強く押したり力を抜き指を浮かす．
浮：指を浮かせると明らか
沈：指で深く抑えると明らか

＊1〜3 質問 浮，沈，細，弱とは？
　回答 橈骨動脈に指を当てるとすぐに脈を感じるのが「浮」で強く按じないとわからないのが「沈」の脈，「細・弱」とは脈は細い糸状で，脈の反発力が弱く少し強く按ずると脈が消えてしまうような状態．「口訣 16（8 ページ）」
＊4 質問 腫大とは？
　回答 舌を出した時，舌の幅がほぼ口の幅いっぱいで，ぼってりした状態
＊5 質問 歯痕とは？
　回答 舌縁に歯型がついている状態
＊6 質問 腹力とは？
　回答 腹壁の弾力・緊張　「強・弱」で判定
＊7 質問 心下痞鞕とは？
　回答 心窩部の抵抗・圧痛，心窩を漢方では心下と書く．
＊8 質問 右臍傍圧痛とは？
　回答 臍周辺の抵抗・圧痛　瘀血（"血"がサラサラ流れない状態）の兆候．この場合は臍の右側圧痛があった．
＊9 質問 小腹不仁とは？
　回答 下腹部の腹力が上腹部に比べて弱い状態，八味地黄丸の使用目標のひとつ．

使ってみよう！　こんな時には漢方薬

2　不　眠

院内報　2005年9月号

疲れがひどくかえって寝付けない	➡ 酸棗仁湯（さんそうにんとう）
体力も気力も弱り悪夢をみる	➡ 桂枝加竜骨牡蛎湯（けいしかりゅうこつぼれいとう）
神経が疲れイライラ傾向	➡ 柴胡桂枝乾姜湯（さいこけいしかんきょうとう）

1. **酸棗仁湯（ツムラ 103）**
   ひどく疲れ過ぎてかえって妙に寝付けない時
2. **桂枝加竜骨牡蛎湯（ツムラ 26）**
   体力も気力も弱り恐い夢や追いかけられる夢をみる，腹部に動悸を触れる

   よく似た処方
   　柴胡加竜骨牡蛎湯（さいこかりゅうこつぼれいとう）　（コタロー 12，ツムラ 12）
   　桂枝加竜骨牡蛎湯よりも体力があり，イライラする
3. **柴胡桂枝乾姜湯（コタロー 11）**
   人前ではがんばって元気にふるまうが，実は疲れやすく，少し神経質で冷え症

西洋医学的な発想　不眠症

橋口　悦子

①基礎疾患がある時 ➡ 原因疾患（痒みや痛みなどの身体症状）への対応を行う．

しかし，不眠は辛い症状なので不眠を改善し，良眠を得られるようにすると原因疾患に対しても良い影響がみられる．

②入眠困難（寝付けない） ➡ 一般的な不眠症はこのタイプが多い．

超短時間型睡眠薬（アモバン®，ハルシオン®，マイスリー®）または，

短時間型睡眠薬（リスミー®，レンドルミン®，エバミール®）

入眠困難＋熟眠困難＝レンドルミン® ➡ 半減期7時間と一般的な睡眠時間にほぼ一致

入眠困難＋熟眠困難＋不安感＋イライラ感＝ドラール® ➡ 睡眠薬＋安定剤的作用を期待

注意を要する薬
- ドラール®：長時間型睡眠薬（半減期約36時間）の中で比較的軽い薬．高齢者にも使いやすいが，ふらつきやハングオーバーに注意．
- ハルシオン®：効果強いが依存性あり，中断時に反跳性の不眠が強くなる．長期間使用には不適．（長期間使用する場合はアモバン®，マイスリー®から開始する）
- デパス®：筋弛緩作用が強い．高齢者では夜間転倒の原因になる．睡眠薬としては不適．

---

③中途覚醒・早朝覚醒・浅眠傾向 ➡ 一般の高齢者にみられる．

もともとこういった睡眠パターンを呈する人もいる．

うつ病の可能性もある．要鑑別診断！

抑うつ（−）：中間型睡眠薬（ネルボン®，ベンザリン®，ユー

　　　　　　　ロジン®, ロヒプノール®)
抑うつ（+）：抗うつ剤+睡眠薬（中間型より選ぶことが
　　　　　　多い）
　抗うつ剤はSSRI（パキシル®, デプロメール®, ジェイゾ
ロフト®）が第一選択
　・少量から開始
　・副作用として吐気あり（ガスモチン®, プリンペラン®
　　など併用）
　・抗うつ剤は効果発現が遅い（1〜4週間）
　・効果発現まできちんと服用することが大切

うつの鑑別

　うつかどうか，外来での簡単なスクリーニングとして，
「以前楽しいと感じていたことや興味があったことに対
して今はどうですか？」と聞いてみる．
　「楽しくなくなった．興味が湧かなくなった．」と答え
た場合うつの可能性がある．
　睡眠薬・抗うつ剤・抗不安薬はいずれも漢方薬との併
用は問題ない．

■漢方エキス製剤のオーダーの方法

　例）桂枝加竜骨牡蛎湯

（飯塚病院の場合）

①名称またはコードの欄に「けいし」と入力し検索キーを押す．

②ツムラ桂枝加竜骨牡蛎湯エキス顆粒（No.26）を選択する．

③数量の欄に「7.5」gと入力する．

④用法は「分3　朝・昼・夕」と「食前30分」または「食間」を選択する．

　あるいは「2.5」g（1包）効果が弱ければ「5.0」g（2包）を眠前に投与する方法もある．

⑤エキス剤は白湯に溶いて服用したほうが効果的なので，患者への指示の欄に「湯のみ半分ぐらいの白湯にまぜて服用してください」と入力する．

■柴胡加竜骨牡蛎湯エキスについて

　コタロー柴胡加竜骨牡蛎湯には緩下作用のある大黄が含まれている．大黄には精神安定作用もあるが，便秘がなければ大黄が含まれていないツムラ柴胡加竜骨牡蛎湯が無難である．

知っ得漢方

　桂枝加竜骨牡蛎湯，柴胡加竜骨牡蛎湯には竜骨と牡蛎が，柴胡桂枝乾姜湯には牡蛎がそれぞれ含まれている．竜骨は大型ほ乳動物の骨の化石，牡蛎は牡蠣の貝殻で，ともに主成分は炭酸カルシウムである．漢方薬では特に精神安定作用を目的とする処方に配合されている．竜骨や牡蛎の含まれた方剤は腹部の動悸（腹部を触ると心窩部や臍上に動悸を強く触れる），恐い夢や追いかけられる夢をよくみる，物事に驚きやすいといった精神不安定感がその使用目標となる．

■**適応病名**

酸棗仁湯エキス，コタロー柴胡桂枝乾姜湯エキス，コタロー柴胡加竜骨牡蛎湯エキスはすべて不眠の適応がある．ツムラ柴胡加竜骨牡蛎湯エキスとツムラ桂枝加竜骨牡蛎湯は「不眠」の適応病名はなく，神経衰弱やヒステリーの適応しかないので注意してほしい．

■**実際の処方例**

①疲労と神経過敏が併在しており冷え症である．
　コタロー柴胡桂枝乾姜湯エキス6.0 3×毎食前．
②桂枝加竜骨牡蛎湯が適応となる人より体力があり，イライラが強く，冷えがない場合，
　ツムラ柴胡加竜骨牡蛎湯エキス 7.5 3×毎食前．
　便秘⊕ならば，
　コタロー柴胡加竜骨牡蛎湯エキス 7.5 3×毎食前．

2 不眠

漢 こんなふうに漢方②

睡眠薬と漢方薬

　漢方治療の基本方針は，虚弱には元気をつけ，亢進状態は抑制する（虚する者は補い，実する者は瀉す）こと．つまりは生体のバランスをニュートラルに導き，結果的に病態を緩和する．酸棗仁湯に含まれるサンソウニンは不眠だけではなく眠り過ぎにも有効で，睡眠異常の正常化薬．さらに疲れを癒し過剰な熱は冷まして潤いをもたらす生薬を含み，結果的に入眠しやすくなると考えられる．柴胡は漢方医学的な"肝"（疳につながる）の昂ぶりを鎮める作用があり，イライラを伴う不眠には柴胡含有の柴胡加竜骨牡蛎湯（実の病態向き）や柴胡桂枝乾姜湯（虚向き）が有効．いずれも直接的な催眠剤ではないので，眠前投与とは限らず，1日3回服用も標準的使用法である*．ハングオーバー（持ち越し効果）や脱力感，薬物依存などの心配はない．日常生活に悪影響がないだけではなく，全身的な体調も整える．

＊ 質問 　1日3回の場合，飲み始めたその日から眠りやすくなるのですか？数日待たなければならないのですか？眠前投与の場合は，その日すぐに効果があるのですか？
　回答　漢方薬は本来，作用の発現は迅速なので，その日から効果が期待できる．1日3回服用すれば理想であるが，他に服用薬が多いとか何回も服用するのが面倒なときは眠前に処方し，その夜からよく眠れるようになることもしばしばある．ただし長期的な病態，例えば長年の冷え性を十分に改善し熟睡するためには，治療に時日を要することも当然．したがって，その夜のうちに効果が認められなくても，1〜2週間程度は連夜，あるいは1日3回の服用を続けてみることも必要である．

症例1

"睡眠薬"でおメメぱっちり!?　　主治医　犬塚　央

患　者　74歳女性
主　訴　不眠，日中の傾眠
既往歴　25歳 子宮後屈手術，26歳 虫垂炎手術，35歳 子宮摘出術，68歳 大腸ポリープ切除
家族歴　特記事項なし
現病歴　6年前より変形性膝関節症，腰椎症で当科通院中であった．某年6月，きつくてたまらない，動きたくない，膝関節が痛むといった症状があったため当科に入院．入院中に夜間の不眠（入眠障害・熟眠障害・中途覚醒）があった．また日中の傾眠が出現した．

西洋医学的所見
身体所見：身長143 cm，体重46 kg，血圧140/82 mmHg，脈拍81/分，体温35.8℃．両下腿前面に軽度の浮腫あり．
検査成績：異常なし

漢方医学的所見
自覚症状：倦怠感が強い，寒がり，温めると膝や腰の痛みが改善する，汗かき，寝つけない，日中に眠たくなる．
脈候：浮沈間，虚実間，渋[*1]．
舌候：舌質は，軽度暗赤色，やや湿った白苔が中等量付着．
腹候：腹力弱，心下痞鞕あり，左胸脇苦満[*2]あり，両側腹直筋緊張あり，右臍傍圧痛あり，小腹不仁あり．

経　過　ひどく疲れ過ぎてかえって妙に寝付けない状態であった．検査上は異常なく，倦怠感の原因は不明であった．漢方医学的には「虚労[*3]の不眠」と考え，酸棗仁湯（煎じ薬 3×毎食間）を処方．飲んだ当日の昼間から眠気がなくなりその晩からぐっすり眠れるようになった．1週後，ツムラ酸棗仁湯エキス1包(2.5)を眠前に1回投与としたが悪化はみられず，倦怠感もとれた．同室の患者から「トイレに杖なしで行ける

ようになったし，だいぶ元気になりましたね．」と言われた．経過良好で1カ月後に退院した．

考 察 酸棗仁湯に含まれる酸棗仁（さんそうにん）は不眠だけでなく眠り過ぎにも有効で睡眠異常を正常化してくれる働きがある．また，茯苓（ぶくりょう）や知母（ちも），炙甘草（しゃかんぞう）といった，疲れを癒し，体を潤わせる作用をもった生薬が含まれているので，服用すると元気になる．睡眠にもメリハリが出るのであろうか？　睡眠導入剤による脱力感やハングオーバーが心配な高齢者に試されたい．

---

*1 質問 渋（しぶる）とは？
回答 橈骨動脈を示・中・薬の3指で触れたとき，脈速が遅いために，拍動を中枢側から末梢側にわずかな時間差をもって感じる心音における2音の分裂と似た所見．寒（冷え）のある時などに出現する．濇（しょく）ともいう．
*2 質問 胸脇苦満（きょうきょうくまん）とは？
回答 悸肋下圧迫時の抵抗・圧痛．
*3 質問 虚労（きょろう）とは？
回答 疲れて虚脱状態なこと，非常に疲れている状態．

症例2
人知れずがんばる女性の味方，柴胡桂枝乾姜湯！
主治医　犬塚　央

患　者　53歳女性

主　訴　不眠，抑うつ

既往歴　10歳 ジフテリア，18歳 虫垂炎手術，30歳 B型慢性肝炎，40歳 中耳炎，51歳 胃腫瘍（GIST）手術

家族歴　父：高血圧，糖尿病，脳出血，母：脳梗塞

現病歴　元来冷え症．24年前に出産．その後より不眠，易疲労感が出現．6年前より母親の介護をするようになった頃から不眠や易疲労感が悪化した．3年前に胃の手術をした後より不眠に加えて抑うつ状態やイライラ感がひどくなり，当科を紹介されて受診．入眠障害・熟眠障害・中途覚醒があった．

西洋医学的所見

身体所見：身長154 cm，体重47 kg，血圧130/74 mmHg，脈拍86/分，体温35.8℃

検査成績：異常なし

漢方医学的所見

自覚症状：暑がりで寒がり，腰から下が冷える，イライラする，些細なことが気になる，落ち込みやすい，神経が高ぶって眠れない，口が乾く，肩がこる．

脈候：浮沈間，大小間，やや弱

舌候：やや暗赤色，腫大あり，乾燥した薄い白苔に覆われる．

腹候：腹力中等度，心下痞鞕[*1]あり，左胸脇満微結[*2]あり，腹直筋緊張あり，右臍傍圧痛[*3]あり，小腹不仁[*4]あり，腹部の動悸ははっきりしない．

経　過　足の冷えがあり，神経が高ぶって眠れないなどの症状があったことと漢方医学的所見（腹候）から，柴胡桂枝乾姜湯（煎じ薬 3×毎食前）を処方．5日後，夢を見る回数が減り，抑うつ感が少しとれた．体が少し温まった．煎じ薬からエキス剤に変更（コタロー柴胡桂枝乾姜湯エキス6 分3 毎食前）

して経過をみた．4週間後，入眠・熟眠障害および中途覚醒すべて改善し，ぐっすり眠れるようになった．イライラ感や易疲労感も劇的に改善した．前ほど精神的に落ち込まなくなったので薬をやめてみたが服用中止してもよく眠れる．本人の希望で治療を終了した．患者本人によれば，「母親の介護と仕事の両立でかなりがんばっていたが，実はへとへとだった」とのことであった．

＊1 質問 心下痞鞕(しんかひこう)とは？
回答 心窩部の抵抗・圧痛．
＊2 質問 胸脇満微結きょうきょうまんびけつとは？
回答 悸肋下部の極めて軽微な膨満感と抵抗ならびに圧痛，あるいは抵抗はないが深く按圧すると不快感がある．軽度の胸脇苦満．
＊3 質問 右臍傍圧痛とは？
回答 臍周辺の抵抗・圧痛．瘀血（"血"がサラサラ流れない状態）の兆候．この場合は臍の右側に圧痛があった．
＊4 質問 小腹不仁とは？
回答 臍以下の下腹部の知覚鈍麻あるいは上腹部に比較して腹力の低下が認められること．

使ってみよう！ こんな時には漢方薬

3 腰　痛

院内報　2005 年 10 月号

膝から下が冷える（高齢者）➡ 八味地黄丸（はちみじおうがん）
腰の周囲が冷えて重たい　➡ 苓姜朮甘湯（りょうきょうじゅつかんとう）
突っ張って痛い　　　　　➡ 芍薬甘草湯（しゃくやくかんぞうとう）

1．八味地黄丸（ツムラ7　ウチダの八味丸 M）
　膝から下が冷える高齢者の腰痛には幅広く使える．「口訣 33（18 ページ），口訣 40（21 ページ）」

よく似た処方
牛車腎気丸（ツムラ 107）
　八味地黄丸が使えそうな人で下肢（特に膝以下）に強い浮腫がある人に使う

2．苓姜朮甘湯（ツムラ 118）
　腰部ときには臀部や大腿部がスースーと冷え，ときに重だるい人に使う．「口訣 33（18 ページ）」

3．芍薬甘草湯（ツムラ 68）
　腰から大腿部にかけて筋（すじ）が突っ張り痛むとき，坐骨神経痛などに使う
　冷えると痛みが増強する場合は**三和芍薬甘草附子湯（S-05）**を使用する
　上記処方いずれも効果不十分の場合は**三和加工ブシ末（S-01）**を 1.5 g～3.0 g 追加

西洋医学的な発想　腰痛　　　　　　　　　　新井　堅

①**外傷歴がある場合** ➡ 腰椎 X 線検査で骨折の有無を確認する．圧迫骨折，横突起骨折などがなければ腰部捻挫．
②**誘因が全くない場合** ➡ 何かの拍子に突然動けなくなったら急性腰痛症（いわゆるぎっくり腰）．ただし，安静時痛があり背部の激痛の場合は尿路結石を疑うべき．
③**誘因がある場合** ➡ 車の運転など長時間座っている場合やスポーツ時の痛みで X 線に異常がなければ筋筋膜性腰痛．
④**変性疾患によるもの** ➡ X 線検査で腰椎の分離，すべり，椎間関節の変形，椎間板腔の狭小化，骨粗鬆の有無をみる．足のしびれを伴う場合はヘルニアや脊柱管狭窄を考える．投薬は痛みの強さに応じて，ボルタレン®，ロキソニン®，ソレトン®，ノイロトロピン®などのいずれかを，外用薬としてモーラス®，セルタッチ®などを併用する．

■製剤の効果的な飲み方

　八味地黄丸は古来頻用される処方で，八味丸，腎気丸，八味腎気丸などの異名を持つ．いずれも名の通り本来は丸薬である．ウチダの八味丸 M は小粒の丸薬で常用量は 3 包（1 包＝20丸・約 2 g）分 3，空腹時（食前または食間）が基本．胃に障る時（特に丸薬）は食後の服用可．ツムラ八味地黄丸は水抽出されたエキス剤でお湯に溶いて空腹時に服用する．

　また，八味地黄丸はごく少量（20〜30 ml 程度）の温めた日本酒で服用すると，胃にやさしく効き目もよいとされている．もちろんお酒が飲めない方やアルコールを禁じられている方にはお勧めできないが，そうでない方には一度試してみてはいかがだろうか．

■適応病名

　ツムラ八味地黄丸，ウチダ八味丸やツムラ苓姜朮甘湯は「腰痛」で適応があるが，ツムラ芍薬甘草湯は腰痛の適応がない．適応症は「こむらがえり」や「筋肉の痙攣」になっている．また三和芍薬甘草附子湯の適応症は「慢性神経痛」「慢性関節炎」「関節リウマチ」「五十肩」「肩こり」になっている．注意してほしい．

■トリカブト中毒（附子中毒）について

　トリカブトといえば，山菜と間違って食べて中毒を起こした例や，トリカブト殺人事件の例など，その強い毒性で有名である．トリカブト中毒の症状は激しい嘔吐と口唇周囲のしびれ．死因は心室細動なので心電図をモニターし，必要があればアトロピンを静注する．

　トリカブトの根である附子（または烏頭）にももちろん毒性があるが，漢方薬として使用する時は減毒処理（これを修治という）したり，長時間煎じたりして安全性を高める．しかし，適応症を間違えたり使用方法を間違えれば，トリカブト中毒を起こす．煎じ薬の場合，中毒症状は服用して 30 分前後で出現することが多いようである．「口訣 44（23 ページ）」

■附子中毒の症状

①舌・口唇のしびれ，②動悸，③胸〜心窩不快感，④身体動揺感，⑤頭痛，⑥血圧上昇，⑦悪心・嘔吐，⑧不眠

■中毒要因

①煎じ時間の不足（生煮え），②方剤*の変更（煎じ薬では，方剤によってアコニチンの抽出量が違う），③気候の温暖化（大寒を過ぎ気温の上昇と共に温める作用を持つ附子・烏頭は減らす必要も出てくる），④煎じ器の変更（煎じる火力が変わると生煮えなどが起きやすい）

■実際の処方例

膝から下，腰，臀部，大腿部など下半身がくまなく冷えている場合，

ツムラ八味地黄丸 7.5 ＋ツムラ苓姜朮甘湯 7.5 3×毎食前（毎食後でも可）．

---

* 質問 方剤とは？
回答 漢方薬は数種類の生薬（天然物）を組み合わせ，一つの単位として処方する．この組み合わせた単位を方剤という．例えば，八味地黄丸，芍薬甘草附子湯などは方剤で，いずれも構成生薬として附子を含有する．なお，方剤は単に剤ともいう．これに対して，方剤を構成する個々の生薬は薬と呼ぶようだ．例えば，附子は代表的な熱薬だし，附子を含有する方剤を附子剤と呼ぶ．

知っ得漢方

附子(ぶし)は**トリカブト**の塊根で強い毒性を持っている生薬であるが，冷えて新陳代謝が落ちていて体力が弱っている患者には治療上大変有用な薬である．漢方医学的には熱薬といわれ，服用すると体を温め冷えを除く．附子に含まれるAconitine系アルカロイドには鎮痛作用や抗炎症作用などが認められている．

附子の使用目標として，①冷え症状がある（悪寒や冷えのぼせではなく体の芯から冷えている），②入浴などで体が温まると症状が緩和される（気持ちがよい）といったことが問診上重要になる．冷え（寒）のある場合はこれを温め症状を緩和してくれる附子であるが，冷えのない人に使用すると附子（トリカブト）中毒を起こすので注意を要する．

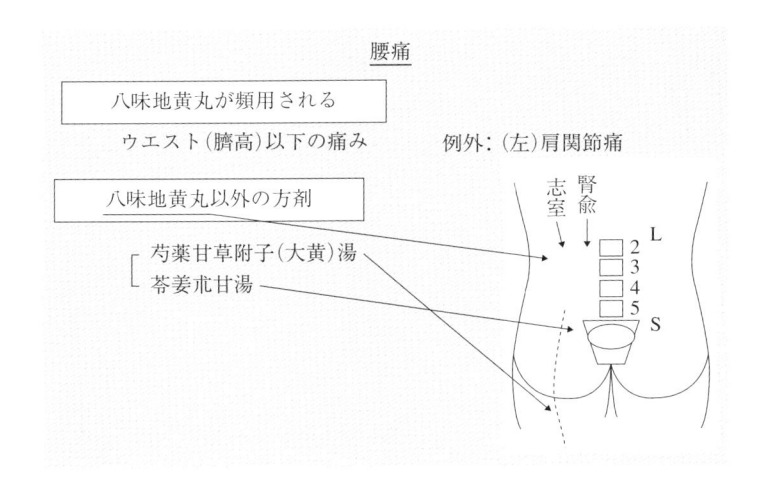

腰痛

| 八味地黄丸が頻用される |

ウエスト（臍高）以下の痛み　　　例外：(左)肩関節痛

| 八味地黄丸以外の方剤 |

- 芍薬甘草附子(大黄)湯
- 苓姜朮甘湯

志室　腎兪

L2, 3, 4, 5　S

漢 こんなふうに漢方③

温める薬・冷やす薬

 来るべき冬の寒さには根菜を煮込んだおでんに燗酒，考えただけでも体が温まって元気が出そう．（近頃は燗をつけてうまい酒が減った！）これを夏にやると，単なるガマンくらべ．関節痛も古傷はホットパックで温め，捻挫したては冷やすとケアになる．温めるのか冷やすのか，食物なら季節に合わせ，痛みの手当ても状況に応じての選択が必要である．食物から派生した漢方薬，構成する生薬にも服用すると体を温める（温薬）のか，冷やす（寒薬）のかが重視される．トリカブトの根である附子（ブシ，ブスとも読む．トリカブトの如く毒がある女性は……オッと，口を滑らすと怖い，コワイ．）は温める作用が強いので，特に熱薬ともいう．鎮痛作用も有名だが，温めると楽になる，冷え性タイプの痛みにこそ適応．八味地黄丸にも含まれている．

 附子適応の決め手は「お風呂で温まると楽になりますか？気持ちがいいですか？」と尋ね，「ハイ」なら OK．生姜から作る乾姜（かんきょう）も熱薬だが，毒と鎮痛作用はない．そこで，乾姜含有の苓姜朮甘湯を腰痛に使うときはブシ末を加えることが多い．寒さに向かい既に増え始めた腰痛・下肢痛診療のご参考に．

症例1
膝下の冷えとウエストの痛みには，八味地黄丸
主治医　犬塚　　央

患　者　69歳女性
主　訴　腰痛
既往歴　50歳 糖尿病，66歳 気管支喘息
家族歴　父：糖尿病，膵癌　母：肝疾患
現病歴　某年11月より右膝の痛みを主訴に当科通院中であったが，寒さが厳しくなってきた翌12月より，ウエストラインを中心とした腰痛が出現してきた．安静時には強い痛みはないが，動きだすときに痛む．冷えると痛みが強くなり，使い捨てカイロなどで温めると痛みが緩和される．

西洋医学的所見
身体所見：身長153 cm，体重60 kg，血圧180/100 mmHg，体温35.8℃．
検査成績：T-cho 242 mg/dl，TG 189 mg/dl，Glu 188 mg/dl，腰椎X線所見異常所見なし．

漢方医学的所見
自覚症状：足が冷える（特に膝から下），足の裏がほてる，食欲良好，排便状態良好，夜間頻尿傾向あり，口渇あり，汗をかきやすい．
脈候：沈，やや実．
舌候：舌質は暗赤色，腫大・歯痕なし，乾燥した白苔を中等量認める．
腹候：腹力[*1]やや強い，心下痞鞕[*2]あり，両側胸脇苦満[*3]あり，腹直筋緊張あり，左臍傍圧痛あり，小腹不仁[*4]あり．

経　過　温めると痛みが改善することで寒(冷え)が主体の病態と考えた．足(特に膝から下)の冷え，足の裏のほてり，ウエストラインを中心とした腰痛，腹部所見では小腹不仁を認めることを目標に八味地黄丸料(煎じ薬分3，毎食前)を投与．2週間後には痛みが半分以下に改善．動きやすくなった．足が

冷えなくなった．4週間後，痛みはほとんどなくなった．

考察 腰痛などの慢性疼痛性疾患の場合，温めると痛みが緩和されるということは，経験的に知られている．「温めて治す」という考え方は漢方独特のもので生体に負担をかけず症状を解消する治療手段である（こんなふうに漢方③―温める薬・冷やす薬，51ページ）．腰痛の代表的な治療方剤である「八味地黄丸」は，加齢に伴うさまざまな疾患や症候に幅広く使われる．その使用目標は，①下半身の冷え（特に膝から下の冷え），②小腹不仁．注意点は，附子含有方剤であるので冷えがないと附子中毒を起こすことがある，胃腸虚弱者には向かないという2点である．類似処方に「牛車腎気丸」があるが，八味地黄丸が使える病態で，下肢の浮腫が強いときに使用する．

＊1 質問 腹力とは？
　　回答 腹壁の弾力・緊張 「強・弱」で判定．
＊2 質問 心下痞鞕とは？
　　回答 心窩部の抵抗・圧痛．
＊3 質問 胸脇苦満とは？
　　回答 悸肋下圧迫時の抵抗・圧痛．
＊4 質問 小腹不仁とは？
　　回答 下腹部（臍から下の部分）の知覚鈍麻あるいは上腹部に比べて腹力が弱いこと．八味地黄丸の使用目標のひとつ．

症例2
突っ張って「痛っ！」の時には，芍薬甘草湯，冷えがあれば，附子追加

主治医　堀江　延和

患　者　56歳女性
主　訴　腰痛，左下肢痛
既往歴　6歳・15歳　急性腎炎，23～24歳　坐骨神経痛，腰椎分離症，37歳　右指・左趾骨折
家族歴　父：肺炎で死亡
現病歴　某年9月，明け方から急に腰部から左下肢外側に突っ張るような痛みが出現した．その日は痛みを我慢して日中卓球をしたが，就寝時には眠れないほど痛みが増強した．翌日当科外来を受診した．下肢の突っ張った感じが強い．風呂で温めると痛みが少し楽になるが，冷えたり動いたりした後に痛みが増悪する．

西洋医学的所見

　身体所見，検査成績：特記すべきことなし．

漢方医学的所見

　自覚症状：寒がり，下肢が冷える，風呂で温まると腰痛軽減．痛みで2～3時間しか眠れない，食欲良好，軟便1日3回程度，夜間尿2回，下肢痛あり．

　脈候：浮沈中間，虚実中間，大小中間，緊，渋．

　舌候：舌質は暗赤色，腫大[*1]・歯痕[*2]あり，乾燥した厚い白苔を認める．

　腹候：腹力は中等度，明らかな両側の腹直筋の緊張を認める．心下痞鞕[*3]・両胸脇苦満[*4]・心下悸[*5]・臍上悸[*6]・左臍傍圧痛[*7]・小腹不仁[*8]あり

経　過　両側腹直筋緊張と下肢の突っ張り感，温めると痛みが軽減することから，芍薬甘草附子湯（煎じ薬中の附子は烏頭[*9]に変更して処方した）を処方した．1週間後に痛みはVAS（visual analogue scale）で10/10 cm → 7/10 cm程度まで改善したが，まだ夜間の疼痛のため鎮痛剤が必要であった．

また左下肢のしびれがある．3週間後，疼痛はVASで10/10 cm → 3/10 cmに改善．夜間の鎮痛剤は不要になった．膝から下が冷えること，下肢のしびれが持続し小腹不仁が明らかなことより，八味地黄丸（自家製丸薬 6丸 3×毎食後）を併用した．7週間後に疼痛は，VASで10/10 cm → 2/10 cmになり，歩行器なしで歩行が可能となった．

考　察　本症例は腰椎分離症があり，気温が下がり始めた9月に痛みが出てきたところで，卓球をして腰に負担をかけて腰痛を悪化させてしまったケース．いわば「古傷」が痛む場合，漢方医学的には"陰証"（寒＝冷えが主体の病態）であることが多い．また気温の低下時期に発症，冷えると痛みが悪化し温めると緩和したことからもこの痛みの治療は温める熱薬で鎮痛効果がある「附子」が適応となる．（こんなふうに漢方③温める薬・冷やす薬，51ページ参照）本例では急激な筋肉の突っ張りがあり，腹直筋も張っていたので，筋の異常緊張を緩和する芍薬甘草湯を基本に，芍薬甘草附子湯とした．

＊1　質問　腫大とは？　回答　舌を出した時舌の幅がほぼ口の幅いっぱいで，ぼってりした状態．
＊2　質問　歯痕とは？　回答　舌縁に歯型がついている状態．
＊3　質問　心下痞鞕とは？　回答　心窩部の抵抗・圧痛．心窩を漢方では"心下"と書く．
＊4　質問　胸脇苦満とは？　回答　悸肋下圧迫時の抵抗・圧痛．
＊5　質問　心下悸とは？　回答　心窩部周辺で腹部大動脈の拍動を触れること．
＊6　質問　臍上悸とは？　回答　臍直上あたりで，腹部大動脈の拍動を触れること．
＊7　質問　臍傍圧痛とは？　回答　臍周辺の抵抗・圧痛．
＊8　質問　小腹不仁とは？　回答　上腹部に比べて臍以下の下腹部の知覚鈍麻あるいは腹力低下している状態．
＊9　質問　烏頭とは？　回答　トリカブトの根の母根部分を烏頭，子根部分を附子という．烏頭の方がアコニチン濃度が高く，附子よりも鎮痛作用が強い．

使ってみよう！　こんな時には漢方薬

4　かぜ症候群

院内報　2007 年 11 月号

かぜ症候群の初期：特徴は発熱（自覚的な熱感）を前提とした寒気

寒気➡発熱前のゾクゾク，スースーする感じ，時には悪寒戦慄，軽いと「風にはあたりたくない」程度で見逃しやすい

発熱➡自覚的な熱感，体温計の数字とは関係ない

発熱がなくても悪寒があり発熱が予測される場合も漢方医学的な"かぜの初期"

漢方的分類	自然発汗	炎症症状（咳嗽咽痛）	方　剤	臨床的特徴		代用処方（各常用量を合わせる）
Ⅰ（実）	−	+	大青竜湯	口渇（+）	熱感のため辛がる	越婢加朮湯（ツムラ 28）+麻黄湯（ツムラ 27）
			麻黄湯（ツムラ 27）	関節痛		
			葛根湯（ツムラ 1）	項や後背部のこわばり		
Ⅱ（虚実間）	+	+	桂枝二越婢一湯	口渇（+）	明らかな熱感（寒気は僅か）	桂枝湯（ツムラ 45）+越婢加朮湯（ツムラ 28）
			桂麻各半湯（東洋 37）	口渇（−）	明らかな熱感（寒気は僅か）	桂枝湯（ツムラ 45）+麻黄湯（ツムラ 27）でも可
			小青竜湯（ツムラ 19）	鼻水くしゃみ		
Ⅲ（虚）	+	−	桂枝加葛根湯（東洋 27）	項や後背部のこわばり		
			桂枝湯（ツムラ 45）	のぼせる傾向		

西洋医学的な発想 「かぜかな？」と思ったとき

本田　宜久

①問診の時の注意点

- [ ] 頭痛，吐き気，熱：髄膜炎かな？と疑ったら髄液検査
- [ ] 喉の痛みで水が飲めない：扁桃周囲膿瘍と急性喉頭蓋炎を要チェック．
- [ ] がたがた震える．歯がなる：敗血症？入院の適応考慮
- [ ] 関節痛：感染性塞栓症はまずないが，念頭に置く．
- [ ] 既往歴，薬剤歴：好中球減少症の発熱は咽頭痛から始まりやすい．
- [ ] 海外から帰還：SARS（severe acute respiratory syndrome）？　鳥インフルエンザ？　流行地かチェック．
- [ ] 淋菌性の咽頭炎の可能性は？

②診察の時の注意点

- [ ] 首を前に出している：気道狭窄？　自分で気道確保しているかも？
- [ ] Jolting（首を横に振って頭痛が増悪するか？）：陰性ならば髄膜炎は大丈夫そう．
- [ ] 前頸部の圧痛：急性喉頭蓋炎を疑う．自信がなければ耳鼻科紹介．
- [ ] Stridor：急性喉頭蓋炎を疑う．原則耳鼻科紹介．
- [ ] 身体所見（FACT）：扁桃の滲出物，38℃以上の熱，咳嗽がない，前頸部リンパ節腫脹，のうち2つ以下なら抗生剤が不要な可能性は80％．3つ以上あれば抗生剤考慮（A群溶連菌）．RAT（rapid antigen test）も参考になる（感度80〜90％，特異度90％程度）．
- [ ] 異型リンパ球上昇ならEBウイルス疑い➡脾腫をチェック．腫れていれば1カ月激しい運動禁止．

③治療の時の注意点

- [ ] 急性咽頭蓋炎で抗菌薬が必要なら，パセトシン®やクラリス®なら10日分．ジスロマック®なら5日分．第

二世代セフェムなら4日分でよいという報告もある．EBウイルスの可能性は1%以下だが，EBウイルス感染にパセトシン®を使用すると発疹がでるので要注意．

④コミュニケーションの注意点
- [ ] わからないことや不安があればいつでも受診可能だということを伝えて安心してもらう．

■診察のポイント
①自然発汗の有無➡前記Ⅰ・Ⅱ・Ⅲの漢方的分類判定に炎症症状と組み合わせて重要．汗をかくか否か：自然発汗は軽度の場合見落としてしまうこともある．患者の背中などを直接手で触って湿り気を確かめること．
②口渇(こうかつ)：のどが渇いて飲み物をほしがる，冷たい飲み物が口当たりがよく感じるのが特徴．口腔内乾燥感とは区別すること

■かぜ症候群におけるエキス剤服用のポイント
①必ず100 m*l* 程度の白湯に溶いて服用！（急性疾患では特に重要）漢方薬を服用した後，体が温まりしっとりとした気持ちの良い汗をかけばGood！
②服用後30分以内に症状の軽減または発汗が全く起こらない（治療が適切なら即効性のはず）➡処方選択が間違っている，あるいは服用法や養生が不適切➡治療方法再考！
③効果はあるが服用間隔をあけると症状が再燃する．➡服用間隔を狭める：最短3時間ごとの服用が必要なことがある．
④小児の服用量は体重換算よりも1.5～2倍くらい多めが適当．

■養生のポイント
冷たい飲食物を摂取しない，冷たい風にあたらないよう温かくしておく．「口訣34（18ページ）」

■適応病名
ツムラ越婢加朮湯：「腎炎」「ネフローゼ」「脚気」「関節リウマチ」「夜尿症」「湿疹」（「感冒」の適応はないので注意‼）
ツムラ麻黄湯：「感冒」「インフルエンザ」「関節リウマチ」「喘息」「乳児の鼻閉塞」「哺乳困難」
ツムラ葛根湯：「感冒」「鼻かぜ」「肩こり」「上半身の神経痛」

「じんましん」など
ツムラ桂枝湯:「体力が衰えたときの風邪の初期」
ツムラ小青竜湯:「感冒」「気管支喘息」「アレルギー性鼻炎」など
東洋桂枝加葛根湯細粒:「身体虚弱なものの風邪の初期で,肩こりや頭痛のあるもの」
東洋桂麻各半湯細粒:「感冒」「咳」「かゆみ」

漢 こんなふうに漢方④

解熱には温める薬で⁉

　冬の季語ともいえる"かぜ"は,カゼ,風邪,かぜ症候群,感冒など,多くの異名を持つほどのポピュラーな急性熱性疾患.しかし筆者の学生時代の教科書には載っていなかった(古いヤツだと笑うな!).最近はcommon diseaseが重視され,教科書には載ったが,有効な治療法は確立していない.しかし,昔も今もウイルス感染により悪寒して発熱がその主な臨床経過である.なぜに発熱前に悪寒が来るのか? 発熱物質により体温調節中枢の設定温度が上昇し,悪寒を感じて血管収縮や震えなどを生じ,産熱が促がされる.高体温はウイルス活性を弱め,生体防御的に作用する.その結果,発熱原因が除去されれば設定体温は低下(正常化)し,発汗を伴って解熱する.さて,悪寒がある時,その病態に適した漢方薬を服用すると,体が温まって楽になる.漢方薬は生体の異常体温レベルまでの到達を援助し,治癒機転への進行を促進するのである.結果的に発汗を伴い解熱効果が出現する"発汗解熱剤".漢方薬は生体の防御機構を利用して治療効果を発揮する.有名かつ大好きな"タマゴ酒"と違う点は,生体の反応態度が充実しているか(実),軟弱か(虚)により薬剤を選択すること.急性熱性疾患初期の虚実判定には,服薬前の自然発汗の有無が手がかりとして大切である.

症例1

'かぜ' には速攻，"即効" 漢方　主治医　堀江　延和

患　者　64歳女性
主　訴　咳嗽，咽頭痛
既往歴　40歳頃より高血圧で加療中
家族歴　父：脳梗塞で死亡，母：狭心症，弟：高血圧
現病歴　アレルギー性鼻炎のため当科通院中であった．某年4月21日背部の悪寒と関節痛が出現．22日体温37.7℃　市販の感冒薬を内服して解熱．しかし，24日咳嗽と咽頭痛が出現し，25日当科外来を受診した．

西洋医学的所見

身体所見：身長151 cm，体重52.9 kg．血圧148/80 mmHg，体温35.9度．意識清明．咽頭軽度発赤．胸部聴打診上異常なし．腹部平坦，軟．

漢方医学的所見

自覚的に軽度の悪寒はあるものの熱感が主体．
咽頭痛と口渇あり．後頸部にわずかに発汗あり．
脈候：浮[*1]，やや実[*2]（緊状[*3]あり）

経　過　桂枝二越婢一湯証と考え，外来でツムラ桂枝湯エキス1包（2.5）とツムラ越婢加朮湯エキス1包（2.5）を混ぜて白湯に溶いて服用してもらった．15分後には，だるさ・咽頭痛・口渇は半減し，咳嗽も消失した．同処方を継続服用し，3日後には全治した．

考　察　悪寒と熱感があることから，まだかぜ症候群の初期（太陽病）と考えた．わずかな発汗と明らかな咳嗽・咽頭痛から「虚実間」，悪寒軽度だが熱感が主（熱多く寒少なし）で口渇（のどの渇き）があることから桂枝二越婢一湯証と判断した．脈の緊張が比較的強いことも合致した．「風にはあたりたくない」といった程度の軽い悪寒（悪風）だと，問診で注意深く聞き出さないと，患者は自覚していないことが多いので，注

意する．"悪寒"を伴う発熱(熱感)が太陽病(急性熱性疾患の初期)の必須条件である．

診察のポイント
① 「自然発汗」の有無：軽度の場合見落としてしまう．患者の背中など直接手で触って確かめる．皮膚にしっとりと湿り気があれば「自然発汗あり」ととる．
② 炎症症状（咳・咽痛）の強弱
③ 口渇の有無：冷たい飲み物が口当たりがよいと感じれば「口渇あり」．口内乾燥とは区別する．

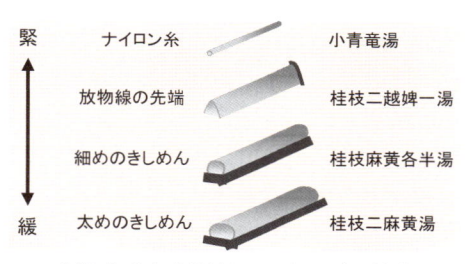

緊		
↑	ナイロン糸	小青竜湯
	放物線の先端	桂枝二越婢一湯
	細めのきしめん	桂枝麻黄各半湯
↓	太めのきしめん	桂枝二麻黄湯
緩		

太陽病虚実中間証における脈の性状

---

*1 質問 浮とは？
回答 橈骨動脈に指を当てるとすぐに脈を感じる状態．太陽病（急性熱性疾患の初期）では，脈が「浮」のことが多い．「口訣16（8ページ）」
*2 質問 実とは？
回答 脈の緊張が強い．
*3 質問 緊状とは？
回答 脈がピンと張った感じ．

> 症例2
葛根湯と桂枝加葛根湯，似ているけれど虚実が違う
主治医　三潴　忠道

患　者　43歳男性
主　訴　のぼせ感
既往歴　幼少時 気管支喘息，肺炎，7歳 腎炎
家族歴　特記すべきことなし
現病歴　最近数カ月仕事が立て込み，疲れていた．某日，朝から多忙であったが，午前中からときどき軽い寒気に続いて首から上を中心にわずかに暑く感じ，汗ばむ．後頚部から後頭部にかけて強ばり感を伴い不快．風邪をひきそうだと当科を受診した．咽喉痛なし．咳・鼻汁なし．鼻の奥が時にムズムズする．口渇なし．

西洋医学的所見
身体所見：咽喉部の発赤なし

漢方医学的所見
自覚症状：寒気がする，首から上がわずかに暑い，汗ばむ，後頚部から後頭部にかけて強ばる感じがある，食欲は正常，排便・排尿に異常なし．
脈候：やや浮，比較的幅がある，脈の緊張は弱い．
舌候：舌質はやや暗赤色，乾湿中間の白苔を中等度認める．
腹候：腹力は比較的強い，両腹直筋緊張・胸脇苦満・臍上悸・臍傍圧痛あり．

経　過　東洋桂枝加葛根湯エキス1包を熱湯に溶かし内服．10分間程度で項背部の強ばり感が軽減した．念のため，その後同エキスを同日中に2回服用し，以後症状は消失した．

考　察　風邪のひき始めで，項や後頚部，後頭部の強ばり感を伴う場合は，有名なのは「葛根湯」である．葛根湯に含まれている「葛根」は後頚部や後背部の筋肉の緊張を緩和する働きがある．葛根湯は漢方医学的には「実証（生体の反応態度が充実している）」の人向き．生体の反応態度が充実してい

ると，①咽痛や咳嗽などの症状が強い，②自然発汗がない，といった特徴がある．本症例のように，咽痛や咳はあまりなく，汗ばみ（自然発汗）がある場合は「虚証（生体の反応態度が弱い）」である．よって同じ「葛根」が含まれている方剤ではあるが，虚証向きの方剤である「桂枝加葛根湯」を選択すべきである．なお自然発汗は軽度の場合，問診だけでは見落としてしまうことがあるので，患者の背中などを直接触って，皮膚がなんとなくしっとりしていたら「自然発汗あり」とする．また，このような急性熱性疾患の初期（漢方医学的には太陽病）においては，舌や腹の所見にはまだ変化が及ばないと考えられるので特に大きな変化がなければ無視して考える．

使ってみよう！ こんな時には漢方薬

5　遷延したかぜ症候群

院内報　2007年12月号

かぜ症候群　亜急性期以降の治療方剤

　かぜ症候群の亜急性期では明らかな悪寒がないことが特徴．午後から夕方にかけての熱感（微熱であることも多い）や食欲低下，口苦（口がねばる，味が悪い）といった症状がある．

1．基本的処方：患者の体力や冷えの有無などで使い分ける

方剤名	キーワード	舌・腹部の所見	どんな患者に使える？
①柴胡桂枝湯 （コタロー N10）	かぜ症候群遷延期に多用（②③以外の時）	白い舌苔	幅広く使える
②柴胡桂枝乾姜湯 （コタロー N11）	軽い冷え 口唇乾燥	上腹部に大動脈の腹動が触れる	少し冷え症・神経質 不眠・嫌な夢をみる 頭汗・盗汗
③補中益気湯 （ツムラ 41）	倦怠感	濃淡のある白い舌苔 腫れぼったい舌	元気がない 目に力がない 老人や虚弱者

2．強い咳嗽の治療

方剤名	キーワード	どんな患者に使える？	組み合わせ
①半夏厚朴湯 （ツムラ 16）	湿性咳嗽	咽喉に粘稠な痰がからむ	基本方剤①②③と併用も多い
②麦門冬湯 （ツムラ 29）	乾性咳嗽	咽喉が乾燥し痰が張り付いたようで咳き込む	基本方剤①②③と併用も多い
③滋陰降火湯 （ツムラ 93）	咽喉乾燥著明	咽喉がひどく乾燥し就寝時などは特に咳き込む	単独で使用

西洋医学的な発想　かぜが長引いた時　本田　宜久

①取るべき行動
・かぜと表現される症状は何か，具体的に列挙してもらう
・一つ一つの症状に鑑別診断を挙げて，精査していく．または，各科に紹介する．
・身体的精査と同時進行で，精神的な問題がないか検討し，必要に応じてコンサルト．

②考えられる訴え
・咳が続く
・痰が続く
・鼻水，鼻閉が続く
・声が嗄れたまま
・微熱が続く
・喉の調子が悪い
・体の調子が悪い
・関節のこわばりが取れない

③想定するもの
・肺癌，咽喉頭癌，リンパ腫，気管内腫瘍
・肺結核，非定型抗酸菌症
・慢性咳嗽：咳喘息を含めた気管支喘息，逆流性食道炎，副鼻腔炎，アレルギー性鼻炎からの後鼻漏，喫煙による慢性気管支炎と肺気腫，ACE 阻害剤による副作用
・実は心不全による起座呼吸
・うつ病
・膠原病
・発熱の原因（上記のいくつかの他，血腫や慢性前立腺炎，血管炎など多くあるので割愛）

かぜを引いて1週間近く経つと悪寒や頭痛，といった症状はなくなり，午後から夕方にかけて熱感が出現する．口が粘る，味が悪い，少し吐気がするなどの症状も出ることがある．さらに，舌にはしばしば白い舌苔が出ている．この時期，漢方医学的には少陽病といい，病気の勢力が体の表面よりやや体の奥まで進んできたと考える（体表よりやや深い部分を半表半裏（はんぴょうはんり）という）．病気が半表半裏まで進んできた時は発汗させたり，下したり，吐かせたりして治癒機転を鼓舞する治療法ではなく，体力を積極的に使って病毒を中和する治療法を使う．これを和解（あるいは清解）という．例えていえば肝の解毒作用などがこれにあたると考えられる．半表半裏位で病気と闘う代表的な方剤が「小柴胡湯」である．代表的な薬ではあるが，日常臨床ではむしろ使用頻度は多くない．小柴胡湯はじめ，「柴胡」という生薬が中心となる方剤群を「柴胡剤」*と呼ぶ．本項に掲載された，柴胡桂枝湯，柴胡桂枝乾姜湯，補中益気湯はいずれも柴胡剤である．「口訣22（11ページ）」

■適応病名

　コタロー柴胡桂枝湯，ツムラ補中益気湯，コタロー柴胡桂枝乾姜湯は「感冒」の適応がある．ツムラ半夏厚朴湯，ツムラ麦門冬湯，ツムラ滋陰降火湯は「咳・気管支炎」の適応がある．

■服用のコツ

　基本的に漢方薬は，白湯に溶いて服用する．基本方剤と他の

＊ 質問　柴胡剤はよく出てくるので，知りたいです．たとえば「附子は熱薬」のように作用と関連して解説してください．
　回答　小柴胡湯など柴胡含有方剤の総称であるが，特に柴胡含有量が多い方剤を指すことが多い．具体的には実証（生体反応が充実した病態）から虚証（反応が軟弱）に適応となる順に，一連の方剤が準備されている（本書17「肩関節周囲炎」，162ページ）．柴胡は横隔膜前後（漢方医学的な"肝"）の機能亢進状態を鎮め（イライラと疳が高ぶった状態にも有効），熱を冷ます作用があり，急性熱性疾患の遷延期や冷えの乏しい病態の慢性疾患（漢方的には少陽病）の代表的な治療方剤である．

5 遷延したかぜ症候群

方剤を組み合わせて服用する時は，各々1包を混ぜて白湯に溶いて服用のこと．

■実際の処方例

①体力の低下した高齢者の遷延したかぜ症候群（湿性咳嗽あり），

ツムラ補中益気湯エキス 2.5 ＋ツムラ半夏厚朴湯 7.5 3×毎食前

②明らかな冷えや神経過敏はなく，一般的なかぜ症候群の亜急性期（乾性咳嗽あり）

コタロー柴胡桂枝湯 6.0 ＋ツムラ麦門冬湯 9.0 3×毎食前

漢 こんなふうに漢方⑤

病気の旅路

同じかぜなのに，どうして急性期と慢性期（遷延期）では治療が変わるのか？ 病原体が変わるわけでなし，ここが漢方の泣き所というか，西洋医学とは異なる面倒なところ．前項で申したように，漢方薬は生体反応の援助物質．しからば，病態が変化すれば支援のしかたも変わろうというもの．パキスタンの大地震だって，初めはけが人の救出，今は……．

かぜの急性期（初期）には，悪寒（さむけ）に続いて発熱（熱感），妙に汗ばんだり逆に汗が出にくかったり，頭痛，首のこり，鼻水・咳・咽喉頭痛などが出現する．つまり皮膚（体の表面）や首から上に症状が出現しやすい．そこで昔の中国人は"表"すなわち身体の表面に病気が位置すると考えた．治療方針は"発汗"で，産熱を援助した結果であることは前項で触れた．さらにかぜが長引くと，気道の奥からの咳嗽や食欲不振などが出現し，悪寒よりも熱感が特に夕刻以降に出現することが多い．"体とウイルスの闘い"の戦場は，胸腔内あるいは横隔膜前後，つまり"表"より深くなる．体の芯（裏）まで及べば毒を消化管から出す"瀉下"的な治療を行う．が，そこまで行かない"半表半裏"に位置し，発汗や瀉下で病邪を体外へ追い出すのではなく"清解"するのがこの病期の治療である．

症例1
長引くかぜには「柴胡」が入った「柴胡剤」
主治医　中村　佳子

患　者　34歳女性
主　訴　咳
既往歴・家族歴　特記すべきことなし
現病歴　30歳頃より，あごを中心にアクネ様湿疹に悩まされ，当科通院中．湿疹は当帰芍薬散エキス，人参湯エキスでまずまずのコントロールである．某年12月に，かぜがなかなか治らず，咳が止まらないとのことで当科を受診となる．受診時は，感冒発症より，6〜7日経過．寒気も熱感もないが咳が止まらない．痰はほんの少し出る．のどが乾燥した感じがある．

西洋医学的所見
　身体所見：体温36.5℃，呼吸音は正常
　検査成績：特記すべき所見なし

漢方医学的所見
　自覚症状：咳が出る，痰は少量でのどに張り付く，のどが乾燥してイガイガする，やや口が粘る，食欲あり，手足が冷たい，寒気なし，熱感なし，頭痛なし，自汗[*1]なし，口渇なし．
　脈候：浮沈中間・やや虚，やや緊状あり．
　舌候：舌質は暗赤色，軽度腫大あり，歯痕あり，乾燥した白苔を中等度認める．
　腹候：腹力軟弱，両側腹直筋の緊張あり，心下痞鞕[*2]，胸脇満微結[*3]，心下悸[*4]，臍上悸[*5]あり，両側臍傍圧痛[*6]あり．

経　過　コタロー柴胡桂枝乾姜湯エキス6.0＋ツムラ麦門冬湯エキス9.0　3×毎食前で1週間分処方した．1日服用したところ，かなり咳が止まり楽になった．3日ほどで症状は消失し，1週間服用しなくてもよかった．「とってもよく効きました．漢方って即効性があるんですね．」とびっくりされた．

考　察　風邪をひいて1週間ほどたつと，寒感・発熱や頭痛な

どはなくなるが，こじらせると消化器症状（食欲不振・口が苦い・嘔気など）や微熱，咳・痰などがなかなか治らないことをしばしば経験する．こんなときには，柴胡剤[*7]が適応となる．風邪の急性期のみならず，やや遷延した場合でも適応した漢方薬は即効性がある．本症例では，腹直筋の緊張がはっきりあり，柴胡桂枝湯を選択しようかとも迷ったが，腹壁の弾力は軟弱で，冷えがあり，腹部大動脈の拍動を触知したため，柴胡桂枝乾姜湯を選んだ．また，のどの乾燥感があり，痰の量は少なくのどに張り付くような感じがするということであったのでのどを潤して咳き込みを改善する麦門冬湯を併用した．

[*1] 質問 自汗とは？
回答 自然発汗．
[*2] 質問 心下痞鞕とは？
回答 心窩部の抵抗・圧痛．
[*3] 質問 胸脇満微結とは？
回答 悸肋部を圧した時に軽い違和感があること
[*4] 質問 心下悸とは？
回答 上腹部（心窩部）に大動脈の拍動が触れること
[*5] 質問 臍上悸とは？
回答 上腹部（臍上部）に大動脈の拍動が触れること
[*6] 質問 臍傍圧痛とは？
回答 臍周辺の抵抗・圧痛．瘀血（"血"がワラサラと流れない状態）の兆候．
[*7] 質問 柴胡剤とは？
回答 「柴胡」という生薬が中心となる方剤群，代表的なものは小柴胡湯（本書64ページ参照）

症例2
湿性咳嗽で咽喉に粘稠痰がからむなら，半夏厚朴湯

主治医　中村　佳子

患　者　71歳女性
既往歴　幼少時より気管支喘息
家族歴　特記すべきことなし
現病歴　5年前から，足の冷えや易疲労感を主訴に当科に受診中．某年12月，38℃台の発熱あり．咳と青緑色の痰が出る．元来気管支が弱く，かぜをひくと気管支炎や肺炎を起こしやすい．近医を受診し，マクロライド系抗生物質と総合感冒薬を処方され，いったん解熱したが，咳と痰が止まらない．発熱して5日後，当科を受診した．痰の色は淡黄色で粘稠．夕方になると微熱が出る．

西洋医学的所見
身体所見：体温36.6℃，呼吸音 左肺野にwheezeを聴取する．
検査成績：特記すべき所見なし．

漢方医学的所見
自覚症状：普段は寒がりだが今は夕方に少し熱っぽい，食欲低下，口が粘る，便秘気味，汗をかく，咳・痰が出る，痰はやや粘稠で量が多い，痰が出るとすっきりする．
脈候：浮沈中間，虚実中間，緊状あり（弦脈[*1]）
舌候：舌質は軽度暗赤色，腫大あり，歯痕なし，乾燥した白苔を中等度認める．
腹候：腹力やや弱い，両側腹直筋の緊張あり（特に上腹部中心），右胸脇苦満[*2]あり，小腹不仁あり，両側臍傍圧痛あり．

経　過　足の冷えのために服用していたウチダの八味丸をいったん中止して，柴胡桂枝湯と半夏厚朴湯を合方[*3]して煎じ薬として処方した（服用方法は毎食前とした）．1週間後，食欲が出てきた，咳と痰はだんだん減っている，微熱はない．経過良好であったが，咳と痰がまだ残っていたため，もう1週

間継続投与とした．2 週間後，咳と痰はほとんど気にならなくなり調子がよくなった．「八味丸を飲まないと足の調子が悪い」との訴えがあったため，柴胡桂枝湯合半夏厚朴湯を中止して，前方のウチダ八味丸 60 丸 分 3 毎食後を再開した．

考　察　かぜ症候群の遷延期には夕方を中心とした熱感を認めることが多く，「柴胡」という生薬を含んだ「柴胡剤」が適応となる．柴胡剤中でかぜの遷延期に最も使用頻度の高い方剤が柴胡桂枝湯である．かなり幅広く使えるが，使用目標としては上腹部を中心とした両側腹直筋の緊張を認め，胸脇苦満があり，舌に白苔を認める．咳や痰が続く場合，その性質で使用方剤を鑑別する．粘稠痰がからむ咳には半夏厚朴湯，咽喉が乾燥して痰が喉に張り付いているような咳は麦門冬湯が適応となる．

ポイント！

　まずは，急性疾患あるいは亜急性疾患を先に治療する．

　慢性的な疾患（この症例の場合は「足の冷え」）を治療中に，急性熱性疾患を罹患した場合には，慢性疾患の治療をひとまず中止して，まずは急性疾患あるいは亜急性疾患を先に治療するのが原則である．

---

*1 質問 弦脈とは？
　回答 緊状があり筋ばった脈，弓弦(ゆみづる)を張ったような脈．
*2 質問 胸脇苦満とは？
　回答 悸肋部に手を置いて乳頭の方向に手をすべらせた時に圧痛や違和感がある．悸肋部を圧した時に抵抗，圧痛，違和感がある．柴胡剤の使用目標．
*3 質問 合方とは？
　回答 2 種類以上の処方を混ぜて用いること．

使ってみよう！ こんな時には漢方薬

6 感冒性下痢・嘔吐下痢症

院内報　2006 年 1 月号

悪寒や発熱（熱感）を伴う下痢
自然発汗（−）・項のこり　　➡ 葛根湯（ツムラ 1）
腹痛・しぶり腹・強い便臭　　➡ 黄芩湯（三和 S-35）
冷えを伴う水様性下痢
心窩部の抵抗または圧痛（＋）　➡ 桂枝人参湯（ツムラ 82）

1．葛根湯 ➡ 比較的元気な人の感冒性下痢に！
　自然発汗（−），後頸部や項のこり（＋）
　下痢や腹痛はさほど強くない
2．黄芩湯 ➡ 排便時にしぶり感あり，便臭強い
　腹痛強い

> 次の一手

　黄芩湯が使えそうだが悪心・嘔吐を伴うときには小半夏加茯苓湯（ツムラ 21）を混ぜるとよい（黄芩加半夏生姜湯の代用）
3．桂枝人参湯 ➡ 排便時にしぶり感なし，便臭弱い
　心窩部の抵抗・圧痛（＋），自覚的に心窩部に冷えを感じることが多い，頭痛・のぼせ感（＋）
　※全体的には冷え症の人に使用する
　例：老人の感冒性下痢，寝冷えの下痢
★五苓散（ツムラ 17）➡ 小児嘔吐下痢症の代表的治療方剤
　使用目標 ➡ のどの渇き，尿量減少
　のどが渇いて水を飲みたがるが飲むとすぐ吐いてしまう．吐いた後また水を飲みたがる．こんな時は五苓散が効く！小児に多いが（時には成人の嘔吐下痢にも効く）嘔気がひどく服用できない時は少量（約 20 ml 程度）の湯に溶かし，冷まして注腸する．

西洋医学的発想　急性下痢症　　　　　　井村　洋

■病状を聞き取るうえで大事なポイント
①免疫状態（AIDS，化学療法中，免疫抑制剤使用，成因となるウイルスや細菌，寄生虫が免疫正常時に比べて大幅に広がる．例：サイトメガロ，ヘルペス，MAC，クリプトスポリジウム，ストロンジロイズと，舌を噛みそう）
②先行使用した抗生物質の有無（遡って，6週間くらい前までは要注意）
③海外旅行歴（東南アジア，インド，など，皆さんの想定どおりの地域）
④家族内，職場内における症状の集積（保育園や療養型施設職員も要注意）
⑤特異的な大腸疾患の既往（潰瘍性大腸炎やCrohn病が代表）
⑥下痢を生じる可能性のある薬剤の，使用の有無（見逃す危険性のあるものとしては，ミソプロストール：サイトテック®，下剤乱用：この場合，絶対に教えてくれない！）
⑦血液や粘血混入，強度の腹痛や高熱の合併（大腸炎を示唆する）

■マネージメントの基本
・特別な検査・治療を必要とする疾患がなさそうなら，自然軽快に期待して経過を見守る．「脱水になると大変」といって点滴を過大視する傾向があるが，経口水分のほうが点滴よりも早期に改善するという報告もあり，点滴信仰は曲がり角にきているかもしれない（嘔吐で飲めない時は，止むを得ないが）．
・疑うような状況があれば，次のような検査も行う場合がある．
CDトキシン，S状結腸鏡⇒偽膜性大腸炎
血小板数，尿検査（粘血便，食中毒発生）⇒ O157大腸菌感染
便培養⇒食中毒発生，届出・輸入感染症
・抗生物質はめったに必要としない．必要な状況は，腸チフス，赤痢，難治性の抗生剤起因性大腸炎，もしくは重症度が高くて嫌な予感のするとき．下痢がひどくて困るときや，腹痛が強いときには，ロペラミドのような蠕動抑制を

使用することがある．病状を遷延させることが危険視されていますが根拠は乏しく，時には使用している．
・大体は，1週間くらいの経過で自然軽快するが，10日以上続くときには寄生虫疾患の可能性や，慢性下痢を生じる疾患の可能性も考えることになる．

■適応病名
「下痢」に関連する病名・症候を抜粋

①三和黄芩湯エキス：腸カタル・消化不良・嘔吐・下痢（急性胃腸炎など），②ツムラ小半夏加茯苓湯エキス：諸病の嘔吐（急性胃腸炎など），③ツムラ桂枝人参湯：慢性胃腸炎・胃アトニー，④ツムラ五苓散：急性胃腸カタル・下痢・悪心・嘔吐，⑤ツムラ葛根湯：「下痢」に関連する適応病名がないので注意．感冒・鼻かぜ・肩こりなど

ノロウイルス感染症に黄芩湯が著効

当科ではノロウイルス感染による嘔吐下痢に対して黄芩湯が著効した症例を多数経験した．黄芩湯エキスを1～2回服用したら症状の改善がみられ，補液はほとんど不要であった．

漢方薬の場合，嘔吐や下痢が止まるだけでなく，ウイルス感染そのものに有効で，悪寒や発熱といった症状も一緒に治してしまうところが便利である（下記を参照）．

ノロウイルス感染による急性嘔吐下痢症 （院内報号外2006年1月号）

2006年の冬，ノロウイルスによる急性嘔吐下痢症が大流行した．2004年12月にも流行があり，この時近くの老人ホームでも患者さんが6名出た．全員に黄芩湯（おうごんとう）を服用してもらったところ全例に有効であり，しかも6名中5名は1回の服用で，残り1名は2回の服用で症状が改善している．以上のような経験から黄芩湯の使用をお勧めする．

■黄芩湯の適応症状
①悪寒・発熱(熱感)がある（自覚症状である．必ずしも体温上昇は伴わない)

②腹痛が強い，裏急後重がある（排便時のしぶり　肛門の灼熱感），便，排ガスの臭いが強い

黄芩湯の非適応症状：①冷えが強い人（悪寒ではなく），極端に体力の弱まっている人，②腹痛が軽い，裏急後重がない（水様下痢便がスーッと出てしまう），便，排ガスの臭いが弱い

■服用上のポイント

①下痢が主症状で嘔気が軽い場合：黄芩湯単独で服用．
　嘔気が強い場合：黄芩湯 + 小半夏加茯苓湯を服用．
②2回服用して　悪寒・発熱　腹痛　下痢の改善がない時には効果は期待できない．

■実際の処方例

（下痢が主で嘔気が軽い場合）
1) 三和黄芩湯エキス細粒（S-35）7.5　3×
　　　　　　　　　　毎食前30分または食間　1日分

（下痢＋嘔気が強い場合）
2) 三和黄芩湯エキス細粒（S-35）7.5　3×
　ツムラ小半夏加茯苓湯エキス顆粒（No.21）7.5　3×
　　　　　　　　　　毎食前30分または食間　1日分

■服用方法

処方は上記のようになるが，最初の服用は食事に関係なく早い方がよい．白湯100 ml くらい（湯のみ半分くらい）に溶かして服用．嘔気が強い場合　冷たくして少しづつ服用してもよい．できれば外来ですぐに服用してもらい，効果があるかどうか確かめるとなお良い（効果は20〜30分くらいで現れるはずである）．

■適応病名

三和黄芩湯エキス細粒，ツムラ小半夏加茯苓湯エキス顆粒ともに病名は「急性胃腸炎」でよい．

■小児への使用

小児には使用経験がない．苦い薬なので服用してくれない可能性が高いのだが，薬用量を記す．乳児1/3量，幼児半量，小学校低学年2/3量，小学校高学年・中学生　成人量．

症例1
葛根湯が効く下痢は，項(うなじ)のこりと汗なしが目標

主治医　山田　徹

患　者　30歳女性
主　訴　水様性下痢，嘔気
既往歴　家族歴　特記すべき所見なし
現病歴　普段は元気な主婦．2日ほど前からゾクゾクとした悪寒と倦怠感があった．受診当日は午前中から，水様性下痢と嘔気が出現．少し熱っぽい感じがしていた．下痢は1日に6～7回．排便時のしぶり感があり便臭があった．腹痛はあるが自制できる程度．項(うなじ)のこりがある．汗はかかない．

現代医学的所見

身体所見：体温37.2℃
検査成績：特記すべき所見なし

漢方医学的所見

自覚症状：悪寒あり，倦怠感あり，後頸部がこる，軽い嘔気あり，下痢あり，自汗[*1]なし．
脈候：浮[*2]，虚実中間．
舌候：舌質は淡紅，腫大・歯痕なし，やや乾燥した白苔を薄く認める．
腹候：腹力は中等度，腹直筋の軽度緊張あり，臍傍圧痛あり．

経　過　18時にツムラ葛根湯エキスを2包服用．発汗がなかったため，21時にさらに葛根湯エキス1包服用．すると気持ちのよい汗が出た．24時にさらに1包服用し，ぐっすり眠った．翌朝には，嘔気や下痢は止まった．悪寒・倦怠感・後頸部のこりも消失していた．

考　察　本症例は冷えか熱かどちらの病態が主体かと考えれば，普段は元気で特に冷えを感じることがなく，下痢は水様性であるが不消化下痢便ではない．冷えというよりは，ぞくぞくする悪寒があり，「後頸部（項）のこり」からは感染症の初期，すなわち太陽病が考えられる．太陽病であれば「自然

6 感冒性下痢・嘔吐下痢症

発汗がない」ということより，実証で葛根湯が第一選択になる．本書の「4 かぜ症候群」(63 ページ) の項でも述べたように，急性熱性疾患の初期には，舌や腹の所見は大きな変化がなければ無視してよい．

水様性の下痢でも，冷え症状（悪寒ではなく，'寒い'，'冷える'症状であることに注意する．）が強く，心窩部に抵抗や圧痛がある場合は，桂枝人参湯を選択する．

* 1 質問 自汗とは？
  回答 「おのずから汗をかく」自然発汗傾向があること．薬物を使った後に汗がでても自然発汗ではないので「自汗」とはいわない．しっとりと皮膚に湿り気がある程度でも「自汗あり」と考えるが，患者は「汗をかいている」という自覚がないことがあり，問診の際にはよく聞くことが大切．患者の首や背中などを触ってみて，皮膚に湿り気があるようならば「自汗あり」とする．
* 2 質問 浮とは？
  回答 橈骨動脈の橈骨茎状突起付近で，示・中・薬指の 3 指を用い 3 指全体で脈状を判定するが，まだ指先がかすかに血管に触れているときに最もはっきりと触れる脈を浮脈という．太陽病（急性熱性疾患の初期）に出現する．「口訣 16，(8 ページ)」

知っ得漢方

吐き気がある時の服用のコツ

吐き気がある時は温かい湯*で溶いた漢方薬は飲みにくいことが多い．そんな時は白湯*に溶いた後，冷まして少しずつ服用する．

* 質問 温かい湯とは？白湯とは？　何℃ぐらいですか？
  回答 エキス製剤は熱いほうが溶けやすいので，沸かしたてかポットの湯（90℃以上）を用いて溶くとよい．そして一般には熱いうちに服用したほうが有効だが，火傷しない程度だから 60℃くらいだろうか？　ネコ舌の人はぬるめに．(本当は何℃くらいか，測ったことはないのだが．)

症例2
発熱・腹痛あって便臭強いなら，黄芩湯

主治医　野上　達也

患　者　29歳女性
主　訴　発熱，嘔気，下痢
既往歴　28歳　眩暈症
家族歴　特記すべき所見なし
現病歴　某年12月悪寒，発熱，嘔気を訴え即日に外来受診．市中ではノロウイルス感染症が流行していた．患者の職場でも嘔吐下痢症での休職者が多かった．

西洋医学的所見

身体所見：身長160.0 cm，体重53.5 kg，体温37.8℃，脈拍94/分，血圧120/86 mmHg
検査成績：特記すべき所見なし

漢方医学的所見

自覚症状：悪寒あるが体熱感のほうが強い，口渇あり，汗をかく．
脈候：浮，やや実，緊状あり．
舌候：舌質は淡白紅色，腫大なし，歯痕あり，乾燥した白苔を薄く認める．
腹候：腹力中等度，心下痞鞕・腹直筋攣急[*1]あり．

経　過　悪寒・発熱があり，急性熱性疾患の初期と考えた．発汗があり，口渇があったため，漢方医学的には太陽病（急性熱性疾患の初期）で使う方剤のうち，桂枝二越婢一湯を選択した（ツムラ桂枝湯エキス2.5＋ツムラ越婢加朮湯エキス2.5で代用：本書4「かぜ症候群」，56ページ）[*2]．外来で即時服用してもらったが，30分後に胃部不快感悪化．下痢出現し，解熱しなかった．下痢の性状は，便臭が強く，排便時のしぶり感や肛門の灼熱感があり，腹痛を伴った．そこで三和黄芩湯エキス2.5を服用させたところ，30分後にわずかに発汗があり37.2℃に解熱．患者は「すっきりとした．気分がよい」

と黄芩湯を追加服用することなく治癒した．

考　察　上記症例はノロウイルス感染による嘔吐下痢症に対して，黄芩湯が有効であった症例である．下痢の便臭が強く，排便時のしぶり感や排便後に肛門の灼熱感がある場合や腹痛が強い場合は，熱が主体の病態であるので，熱をさます黄芩湯が適応となる．もし，排便時にしぶり感がなく便臭の弱い水様便（不消化便）であれば冷え症である場合が多く，桂枝人参湯を鑑別する必要がある．

---

*1　**質問**　腹直筋攣急とは？
　回答　腹直筋がぴんと張っている様．ずっと上から下までぴんと張っている場合も，張っていても臍の高さ付近まででそれ以下ではずっと弱くなる場合もある．また，索状に縄か鉄筋が1本細くぴんと張っているような場合や，幅をもって張っている場合，その幅をもっていて厚みがある場合，厚みがなくて薄っぺらな場合などさまざまである．

*2　**質問**　かぜ症候群や嘔吐下痢症などのような急性熱性疾患の患者が受診した場合の注意点は？
　回答　外来での漢方薬の即時服用（試服＝しふく）を勧める．外来で服用してもらって15分〜30分で自覚症状の改善の有無をチェックするが，このことが，漢方を勉強するために最も役に立つトレーニングになるとともに，適応した漢方薬をその場で正確に選ぶことができ，無駄な薬を減らすことにもなり経済的効果も期待できる．早期治療につながることはもちろんである．

漢　こんなふうに漢方⑥

陰と陽

　物事のオモテにウラはつきもの．アダムがいればイブがいて，太陽があれば太陰（月），上と下，hotとcoldなどの対語は万国共通に存在する．これを中国伝来の漢字で表現すれば，自然界の事実として森羅万象すべてに相対的な『陰陽』が存在するといえる．「こんなふうに漢方」③に述べた温薬と寒薬も，つまりは薬性における陰陽．漢方医学における病態を"証（しょう）"というが，その最も基本的な尺度も陰性の病態（陰証）か陽性の病態（陽証）かである．陰証は病態が陰気，つまり生体の反応性が鈍く，必要な熱産生もできにくいので冷え性タイプになりやすく，多くは寒（かん）が主体．陽証はその反対に熱産生が盛んで暑がり（熱が主体）の病態，あるいは冷えが明らかではない病態である．例えば下痢でも，強い便臭，激しい腹痛や排便後の肛門灼熱感（裏急後重（りきゅうこうじゅう））などは陽証の下痢，水様の便で匂いや排便直後は症状が軽いのは陰証の下痢に特徴的である．

使ってみよう！ こんな時には漢方薬

7　頭　痛

院内報　2006年2月号

後頭部・首・(肩)のこりを伴う頭痛 ➡ 葛根湯（かっこんとう）（ツムラ1）
冷え症で胃腸虚弱・心窩部圧痛 ➡ 桂枝人参湯（けいしにんじんとう）（ツムラ82）
頭痛がひどく嘔吐する ➡ 呉茱萸湯（ごしゅゆとう）（ツムラ31）

---

1. 葛根湯

後頭部・首・(肩) のこりがある，緊張性頭痛・筋収縮性頭痛など

よく似た処方

桂枝加葛根湯（けいしかかっこんとう）（東洋 No27）自汗傾向あり葛根湯が胃に障る場合，"虚証の葛根湯"

2. 桂枝人参湯

平素から胃腸虚弱で冷え症，心窩部には圧痛があり冷たいことも多い

3. 呉茱萸湯

強い頭痛が起こりやすく頭痛が強いと吐く（吐くと頭痛が軽減する），手足の冷えあり

吐くほど激しい頭痛 ➡ 呉茱萸湯が第一選択

次の一手

五苓散（ごれいさん）（ツムラ17）　雨の前に出現する頭痛

7 頭痛

西洋医学的な発想　慢性頭痛　　　　　　　　井村　洋

　頭痛の成因は，千差万別である．受診される多くの人は，様々な理由で脳の病気を心配しているが，幸いなことに大半の方に器質的な原因は見つからない．このような機能的な慢性頭痛を，国際頭痛分類（ICHD-Ⅱ）では「一次性頭痛」といい，①片頭痛，②緊張型頭痛，③群発頭痛と他の三叉神経・自律神経性頭痛，④その他の一次性頭痛に分けている．このうち日常診療で重要な鑑別は，片頭痛と緊張型頭痛である．次の方はどのタイプだろうか．

　「40歳女性，20年前から月に3～4回は鎮痛剤を必要とする頭痛が生じる．頭痛は後頭部からはじまり頭全体に締め付けるようであり，肩こりを伴っていることがある．ひどくなると嘔吐を生じる．テレビの音声もうるさく感じる．市販のセデス®を内服しても十分収まらない．頭痛の時には，買い物や家事も困難なことがあり，横になって休んでいる．一晩ゆっくり眠ると，翌日にはほとんど軽快しているが，2日間続くこともある．」

片頭痛の基準

①頭痛の持続時間は4～72時間
②次の中の2項目を満たす：片側，拍動性，中等度～重度の頭痛，日常的動作により増悪または頭痛のために日常的動作を避ける
③頭痛発作中に少なくとも右記の1項目を満たす：悪心または嘔吐，光過敏と音過敏
④これらの①～③を満たす発作が5回以上ある
⑤他の疾患によらない

　上記のケースは，この基準に該当しており「前兆のない片頭痛」と診断できる．

鑑別に重要なポイントは,「肩こり・後頭部」「非拍動」という訴えは緊張型に特異的でなく半数以上の片頭痛にも生じるため,「強度の頭痛」「日常性動作により増悪」「悪心・嘔吐を伴う」「光と音がわずらわしい」という片頭痛特有の症状に焦点をあてることである.

　一次性頭痛のマネージメントは,大きく2つに分けられる.

1．頭痛の軽減：NSAIDs, トリプトファン製剤, エルゴタミン, 高濃度酸素吸入, ステロイド, カフェイン
2．予防：誘発因子の認識と調整
　a．生活習慣の改善：睡眠不足　身体的・精神的ストレス　アルコールを避ける
　b．予防に使用する薬物：三環系抗うつ剤, 抗けいれん剤 βブロッカー, Caブロッカー, Vit. B_2, マグネシウム
　c．予防のための運動療法：筋肉体操

お勧め度5つ星の参考資料：http://homepage2.nifty.com/uoh/「頭痛大学」

■方剤別の頭痛の漢方医学的発生機序

①葛根湯の頭痛：筋肉の緊張のために頭痛が誘発される．慢性的な肩こりによる頭痛だけでなく，突発的な筋肉の緊張（例えば寝違えたとか）による頭痛にも効果あり．（漢方医学的には実証に適応する．虚証では桂枝加葛根湯が適応．）

②桂枝人参湯の頭痛：胃腸虚弱で上腹部を中心に機能低下しているため，体の中心に蓄えておくべき熱(気)がふわふわと浮き上がって頭痛を誘発する．心窩部は冷えやすい．

③呉茱萸湯の頭痛：胃に水分が停滞しかつ冷えている状態があり，その停滞した水分（寒飲）が上に衝き上げて頭痛がする．寒飲を吐くと頭痛の原因物質が減るので嘔吐後に症状が軽減する．

■服用のポイント

頭痛に使用する漢方薬は『頓用』も『常用』もどちらも可能！
急性期(発作時)：頓用可能．ある程度頭痛が予想されるなら，痛みが激しくなる前に服用することがポイント．
慢性期（維持療法）：慢性的に頭痛が出現しやすければ定期的に常用することで発作が起こりにくくなり完治に向かう．

・漢方薬は急性期の鎮痛薬としても，予防的治療薬としても，根治薬としても使える．
・漢方エキス剤は必ず，白湯に溶いて温かくして服用すること*．

＊ 質問 溶いたあと温めるのですか？電子レンジは使ってよいですか？
回答 白湯は hot water なので，エキスを溶いて冷め切らないうちに服用する．もし再加熱するときは，電子レンジで加熱するとよく溶けるというオマケがつくが，漢方薬の効果を低下させるという反対意見もある．実は，われわれも電子レンジを利用して再加温することがあるが，あまり効果が落ちるとは感じない．

■**適応病名**
　習慣性頭痛に関連している病名を抜粋
①ツムラ葛根湯：感冒，肩こり，上半身の神経痛（適応病名に頭痛はないので注意）
（東洋桂枝加葛根湯：身体虚弱なもののかぜの初期で肩こりや頭痛のあるもの）
②ツムラ桂枝人参湯：頭痛
③ツムラ呉茱萸湯：習慣性片頭痛・頭痛
④ツムラ五苓散：頭痛

■**実際の処方例**
　例：胃腸虚弱で冷え症の頭痛
　　　頭痛の程度が軽い時は，
　　　『常用』ツムラ桂枝人参湯エキス 7.5 3×毎食前
　　　激しい頭痛が起こった時は，
　　　（できれば痛みが起こりそうな時の服用が効果的）
　　　『頓用』ツムラ呉茱萸湯エキス 2.5〜5.0 1×頭痛時

漢 こんなふうに漢方⑦

漢方生理学への誘い

　漢方医学では，生体内を「気」と「血」が程よく調和して流通することで生命活動が営まれていると考える．何と荒唐無稽な！などと思うなかれ．「アイツ気が利かない」とか「血の巡りが悪いなあ」なんて悪口，実はこんな考えがなければ生まれない．

　気とは実体はないが生体内を廻っている電気のような存在で，西洋医学では認めない概念である．気は調子が狂うと上に行く性質があり，気が動転すると顔が赤くのぼせる（上衝）のもそのため．気の上衝は頭痛の一因にもなり，それを治す代表的な漢方薬の桂皮（シナモン）は，今回ご紹介した5方剤のうち呉茱萸湯を除く4剤に含まれている．

　血は生体をめぐる液体成分で，物質的な面から生命現象を支えている．後に血は，赤い液体の狭義の血と無色の液体の水に分かれた．これら気血水は生理的な循環要素であるが，病気はこれらのいずれか1要素以上の異常と考えられる．なお「飲」は，生体内の病的な水を指す．

症例1
吐くほど激しい頭痛には，呉茱萸湯

主治医　犬塚　　央

患　者　61歳女性
主　訴　頭痛，心窩部痛，足の冷え
既往歴　13歳 虫垂炎手術，54歳 腰椎すべり症手術
家族歴　父・兄；脳梗塞　兄；高血圧　長女；甲状腺機能低下症
現病歴　約20年前より2〜3ヵ月に1回，肩こり，嘔気，悪寒を伴う頭痛が起こっていた．この頃から足が冷え，寝る時に靴下を履くようになった．8年前より，食後に胃の不快感と嘔気，時に心窩部痛も出現するようになった．半年ほど前から頭痛が月に2〜3回程度起こるようになった．激しい頭痛で時々嘔吐する．吐くと少し頭痛が軽減する．漢方治療を希望して某年5月に当科受診．

西洋医学的所見
身体所見：身長145 cm，体重49 kg，血圧128/80 mmHg，脈拍96/分，体温36.7℃
検査成績：T-cho 261 mg/dl，尿潜血陽性

漢方医学的所見
自覚症状：寒がり，腰から下が冷える，倦怠感や易疲労感あり，食欲がない，のぼせやすい，めまいや立ちくらみがある，口渇あり，口が乾燥する，首から上に汗をかく．
脈候：沈虚実中間，脈の緊張は中等度だがピンと張った感じがする．
舌候：舌質はやや暗赤色，腫大あり，歯痕なし，乾燥した薄い白黄苔を認める．
腹候：腹力中等度，心下痞鞕[*1]あり，両側胸脇苦満[*2]あり，心下悸[*3]・臍上悸[*4]あり．

経　過　時に嘔気を伴う激しい頭痛，冷え症であること，心下痞鞕がみられることを目標に，呉茱萸湯（ツムラ呉茱萸湯エキス7.5 3×毎食前）を処方．2週後，飲むと20〜30分で頭

の中が通った感じがする．足の冷えは少し良い．4週後，頭痛が3回出現したが軽かった．痛みがひどくならずに自然に良くなったので鎮痛薬を飲まずにすんだ．食後の胃痛，嘔気がだいぶ楽になった．のどの渇きが以前ほどなくなった．靴下を履かなくても眠れるようになった．6週後ずいぶん楽になった．たまに頭の左側が少し重くなるくらい．食後の胃痛と嘔気がなくなった．2ヵ月後，頭痛はまったくない．クーラーが平気になった．汗がよく出るようになった．3ヵ月後，「夏は暑い」と感じるようになった．他覚所見では心窩部の圧痛が消失した．同処方で半年後の現在も継続中．

考 察 頭痛の漢方医学的発生機序を考えると，呉茱萸湯の場合，胃に水分が停滞し，かつ冷えている状態があり，その停滞した水（寒飲：「飲」とは生体内の病的な水を指す）が上に衝き上げて頭痛がする．（カキ氷を急いで食べると，胃が冷えてキーンと頭が痛くなることがあるが，それのひどい状態と考えるとわかりやすいか？）寒飲を吐くと頭痛の原因物質が減るので症状が軽減する．一般的に，吐くほど激しい頭痛（吐くと頭痛が一時的に軽減することがある）には，呉茱萸湯が第一選択である．

＊1 質問 心下痞鞕とは？
　　回答 心窩部の（自覚的な）痞え感と（他覚的な）抵抗があること．他覚的に抵抗がなく，自覚的な痞え感や不快感のみならば心下痞である．
＊2 質問 胸脇苦満とは？
　　回答 悸肋部の自他覚的な抵抗や圧痛．
＊3 質問 心下悸とは？
　　回答 心窩部付近で腹部大動脈の拍動を触知すること．
＊4 質問 臍上悸とは？
　　回答 臍上付近で腹部大動脈の拍動を触知すること．

症例2
雨降り前の頭痛は五苓散，目標は「口渇」「尿不利」「自汗」あり

主治医　田原　英一

- **患　者**　77歳女性
- **主　訴**　頭痛
- **既往歴**　20歳頃虫垂切除
- **家族歴**　父：高血圧，弟：髄膜炎，弟：心疾患
- **現病歴**　13〜14歳頃より頭痛があったが，忙しくてあまり気にしていなかった．55歳の時に緑内障を指摘され，薬で眼圧はコントロールされているが，天気が悪くなる時（低気圧の時）に気分が悪くなり，頭全体が帽子をかぶったような感じで，軽度の嘔気がある．回転性の眩暈もあり，市販の鎮痛薬を飲まないと外出できない．某年6月初診．

西洋医学的所見
身体所見，検査成績：特記すべきことなし

漢方医学的所見
自覚症状：体が重だるい，汗をかきやすい，便秘はない，肩こりあり，口渇ややあり．
腰が重い，膝関節が腫れて痛い．
脈候：沈，やや弱，やや濇．
舌候：舌質は淡紅色．腫大[*1]・歯痕[*2]あり，やや湿潤した薄い白苔を認める．
腹候：腹力中等度よりやや弱い，小腹不仁あり．

- **経　過**　水滞[*3]による頭痛と考え，五苓散料[*4]（煎じ薬）を投与．1週間後，台風がきたが頭痛は軽度で気分はよい．帽子をかぶった感じは減少．まためまい感も消失．さらに2週後，頭痛消失．鎮痛剤なしでも外出が可能となった．さらに2週後，天候が悪い日ながら調子は良い．その後，2カ月服用して廃薬．
- **考　察**　五苓散を使用する際の目標としては，「のどが渇く（口渇），その割には尿量が少ない（尿不利），汗をかきやすい（自

汗)」(本書「24 浮腫・むくみ」の「薬の解説」, 220 ページ参照) であるが,「雨の前になると症状が悪化しやすい」のも大事な鑑別ポイントとなる. 痛みの程度は, 呉茱萸湯が適応となる頭痛ほど強くはない.

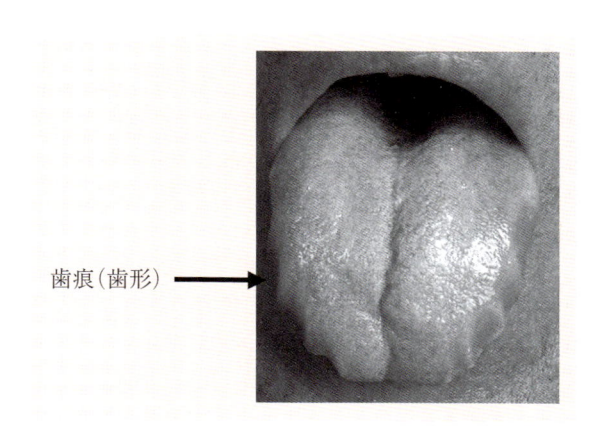

歯痕(歯形) ←

---

* 1 質問 舌腫大とは?
  回答 舌を出した時に舌の幅がほぼ口幅いっぱいにわたっており舌全体がぼってりとしている状態.
* 2 質問 歯痕とは?
  回答 舌の辺縁部にギザギザの歯型がついている状態. 水滞 (水毒) の徴候のひとつである.
* 3 質問 水滞とは?
  回答 生体内を巡る3要素 (気・血・水) のうち, 水＝生体内を巡る無色の液体 (リンパ液や体腔内の漿液などがこれに相当する) の代謝異常を水毒あるいは水滞という.
* 4 料 (りょう)
  本来ならば丸 (がん:生薬を粉にし, 多くは蜂蜜で丸めた漢方薬) や散 (さん:生薬を粉末にしてそのまま飲む漢方薬) にすべき方剤の生薬を粉にせず, そのまま煎じて用いる場合, 料という.
  例:五苓散料, 当帰芍薬散料, 桂枝茯苓丸料

使ってみよう！　こんな時には漢方薬

8　慢性便秘

院内報　2006年3月号

処方選択のポイントは「便秘になるとどうなるか？」
腹が張る　　　　　　➡桂枝加芍薬大黄湯（ツムラ134）
胃（心窩部）が痞える➡附子瀉心湯
　　　　　　　　（エキスでは下記の方剤で代用）
三黄瀉心湯（ツムラ113）or 三黄瀉心湯カプセル（コタロー NC113）＋加工ブシ末（三和 S-01）
症状なし　　　　　　➡大黄甘草湯（ツムラ84）
大黄甘草湯エキスT錠（オースギ SG-84T, 1包＝2錠）

1．桂枝加芍薬大黄湯

腹が張って痛む，腹直筋緊張，便通異常（便秘や臭いの強い下痢），兎糞状の便
＜鑑別方剤*＞　大承気湯（ツムラ133）：臍を中心に腹が硬く膨満，頑固な便秘

2．附子瀉心湯 ＝ 三黄瀉心湯（ツムラ113）または三黄瀉心湯カプセル（コタロー NC113）＋加工ブシ末（三和 S-01）：（冷えに応じて1.5〜3.0/日）

便秘をすると胃（心窩部）が痞える，冷え症（足が冷たい）
例）高齢者，脳血管障害後遺症，糖尿病，高血圧など，動脈
　　硬化を伴う便秘によい

3．大黄甘草湯

便秘になってもほとんど自覚症状がないのが特徴
長期間続くと，食後の胃のつかえ・ときに嘔吐，食欲低下が出現することもある

西洋医学的な発想　便秘

本村　廉明

原　因

1. 器質性便秘➡腸管や他の腹部臓器の器質性疾患に基づく腸内容物の通過障害が原因となって起こる（大腸癌，腸管癒着など）．
2. 機能性便秘➡器質性の原因によらない便秘．
   ① 急性：精神的要因や生活環境の変化によって起こる一過性便秘．
   ② 慢性：腸管の機能異常が持続する便秘（以下の3つに分類）．
   a．けいれん性便秘：下行～S状結腸の痙攣性の収縮によって内容物の通過が障害される．糞便は小さく硬い兎糞状となる．過敏性腸症候群の便秘型はこのタイプ．
   b．弛緩性便秘：腸管の緊張や蠕動運動が低下し，腸内容物の輸送が遅延することによって起こる．機能性便秘のなかで最も多く，高齢者や長期臥床者などに多い．
   c．直腸性便秘（排便困難症）：排便反射が減弱し，直腸内に便があっても便意を感じなくなるために起こる．排便をがまんすることが多い人，浣腸を頻回に行う人などに多い．

   全身性疾患（代謝・内分泌疾患，神経筋疾患，膠原病）に

＊ 質問 鑑別方剤とは？
回答 作用，あるいは使用目標となる症状などが似ていて，どちらが適応になるか見分ける必要がある方剤．ここでは腹が張って便秘のときに，桂枝加芍薬大黄湯も候補になるが大承気湯も候補になる，という意味．漢方はどの治療薬（方剤）が適応であるかを判断することが診断であり，differential diagnosis の対象となる方剤ということである．

伴う便秘もある．薬剤性のものもあるので薬剤服用歴の聴取は重要．

治　療
器質性便秘：原因疾患の治療が優先．

機能性便秘：まず生活指導や食事指導を行い，効果が不十分な場合は薬物療法を併用．

- 食事指導：弛緩性便秘では，便容量を増加させ大腸を刺激し蠕動運動を促進する食物線維の摂取をすすめる．けいれん性便秘では消化のよい低残渣食が有効．
- 薬物療法：痙攣性便秘では塩類下剤や抗コリン薬を投与するが，刺激性下痢は症状を増悪させることがあり好ましくない．弛緩性便秘では，膨張性下剤，刺激性下剤，消化管運動亢進薬を投与する．刺激性下剤は漫然と投与せず必要最小限に留める（長期投与により習慣性と消化管の組織形態的変化が報告されている）．

■大黄と附子：実地臨床における加減のコツ

今回で紹介した方剤は，すべてに緩下作用のある大黄を含んでいるので，使用量は患者の排便状態をみながら加減する．必ずしも1日3回の服用でなくてよい．眠前に服用することもある．さらに瀉下作用を強くしたいときは大黄末を追加するが，経験的に大黄末の瀉下活性は，大黄含有製剤の1日分が大黄末1g前後に相当する．

附子は熱薬（本書17「肩関節周囲炎」，162ページ参照）．冷えがない人が服用すると中毒を起こす可能性がある．

附子瀉心湯は，便秘をすると胃が痞える，冷え（寒）のある人に有効．冷えがないなら，附子なしで三黄瀉心湯を処方する．高齢者などでは冷え症状を伴うことが多いが，寒がある人には大黄＋附子の組み合わせで，温めながら下す（これを温下という）．

大黄と附子は「大黄末」「加工ブシ末」として，エキス剤に追加できる便利な薬である．使い方を会得すると，エキス剤の応

用範囲が拡がる.

■適応病名

ツムラ桂枝加芍薬大黄湯,ツムラ大承気湯,コタロー三黄瀉心湯カプセルは「常習便秘」に適応がある.

ツムラ三黄瀉心湯,ツムラ大黄甘草湯,オースギ大黄甘草湯エキスT錠は「便秘症」に適応がある.加工ブシ末(三和S-01)は他剤との配合専用である.

瀉下作用のある漢方薬は多数あるが,今回は他に問題がなく便秘症状のみ訴える場合に使用する方剤を取り上げた.

■実際の処方例

例1.高齢者で足の冷えがあり,血圧が高めで便秘すると胃のあたりが痞える場合:
　　　ツムラ三黄瀉心湯エキス(ツムラ113)7.5＋三和加工ブシ末1.5　3×毎食前

例2.無症状の便秘症(軽症の場合)
　　　オースギ大黄甘草湯エキスT錠　2錠　1×眠前

漢 こんなふうに漢方⑧

攻める薬と守る薬

大黄は体内に凝り固まった毒を突き砕き,押し流すような作用があり,その一環として瀉下作用も伴う.このように毒や病を攻めるような治療法を瀉という.瀉法は,実証すなわち生体反応が充実している病態に対する治療方法である.(反対に反応が虚弱な病態は虚証で,補法を用いて治療する.)附子は熱薬で生体を暖める作用が強く,一般には産熱が不十分な虚証に適応となる.大黄は寒薬とされているが生体を冷やす力は弱く,附子と大黄が組んだ附子瀉心湯は全体として『寒実証』に対する治療薬ともいえる.

症例1
張れば芍薬，痞えに瀉心，上達しないぞ，大甘湯

主治医　犬塚　央

患　者　81歳男性
主　訴　便秘，腹満
既往歴　69歳・74歳　脳梗塞，76歳　大腿骨頸部骨折
家族歴　特記事項なし
現病歴　4年前より多発性脳梗塞後遺症で施設入所中．認知症がありほぼ全介助の状態である．もともと便秘気味で時々坐薬（排便機能促進剤）を使用していた．某年9月に約2週間，坐薬を使用しても排便らしい排便がなく次第に腹部膨満が出現し腹痛を訴えるようになった．

西洋医学的所見
身体所見：身長160 cm，体重44 kg，血圧118/70 mmHg，脈拍68/分
検査成績：TP 6.4 g/dl，Alb 3.1 g/dl

漢方医学的所見
自覚症状：腹部全体に腹満感と腹痛あり，明らかな冷えはない．
　脈候：浮，大，やや弱．
　舌候：軽度暗赤色，腫大なし，歯痕なし，乾燥した白舌苔が中等度付着．
　腹候：腹力は軟弱，両側腹直筋の緊張あり，小腹不仁あり．

経　過　著明な腹満，両側の腹直筋緊張，便秘を目標に桂枝加芍薬大黄湯（煎じ薬）を投与．2～3日して臭気の強い泥状便が出た．1週間後，大量の黄色粘土状便の排便をみた．翌日には腹満が消失していた．以後は軟便となり，排便良好となった．「口訣5（4ページ）」

考　察　慢性便秘に使用する方剤の鑑別のポイントは「便秘になったらどうなるか？」
　①便秘になると腹が張る：桂枝加芍薬大黄湯（上記症例）

②便秘になると胃が痞える：附子瀉心湯
③便秘になっても特に症状なし：大黄甘草湯

覚え方 張れば芍薬（桂枝加芍薬大黄湯），痞えに瀉心（附子瀉心湯），上達しないぞ，大甘湯（大黄甘草湯）．

大黄甘草湯は幅広く使える便利な薬であるが，便利さ故に，これをばかりを使うと漢方の使い方が上達しないと，いう戒めがある．

症例2
便秘をすると胃が痞えて，冷え症の場合は附子瀉心湯

主治医　田原　英一

患　者　53歳女性
主　訴　便秘，ふらつき感・重頭感がある
既往歴　家族歴　特記すべきことなし
現病歴　52歳で閉経後，血圧が上昇傾向となった．諸検査を受けたが，特に異常なく「本態性高血圧」と診断され，降圧剤を処方された．ふらつき感や重頭感がある．便秘があるが，便秘になると少し胃が悪くなる（多少痞え感がある）とのことであった．漢方薬で体調を整えたいとの希望があり，某年9月に初診．

西洋学的所見
身体所見：身長160 cm，体重55 kg，血圧164/94 mmHg
検査成績：特記すべき所見なし．

漢方医学的所見
自覚症状：下半身が冷える，風呂にはいると気持ちがよい，発作的にのぼせる，便秘あり，痔がある，眠りが浅い．
脈候：浮沈中間，虚実中間．
舌候：舌質は暗赤色，湿潤した白苔を厚く認める．
腹候：腹力はやや軟弱，心下痞＊・臍上悸・両臍傍の圧痛・小腹不仁あり．

経　過　下半身が冷えて風呂にはいると気持ちがよいということで全体的には「冷え」があると考えた．しかしながらのぼせもあり，便秘で心下痞があるため，附子瀉心湯（煎じ薬）を処方した．2週間後，足の冷感は低下した．同処方を継続とした．4週間後，排便は良好．痔の症状もない．手足が温まり，よく眠れるようになった．ふらつき感や頭重感も軽減した．血圧は146/90 mmHgと初診時より低下傾向にあった．

考　察　"便秘"の処方選択のポイントは，「便秘になるとどう

なるか？」である．便秘をすると胃（心窩部）が痞えて，冷え症（足が冷たい）の場合は，附子瀉心湯を選択する．

本症例では，煎じ薬を処方しているが，エキスの場合は「ツムラ三黄瀉心湯あるいはコタロー三黄瀉心湯カプセル＋加工ブシ末」で代用する．脳血管障害後遺症や，糖尿病，高血圧など動脈硬化を伴う便秘に効果がある．本症例は，附子瀉心湯で血圧がやや低下し，ふらつき感や頭重感の改善が認められた．便秘すると胃が痞えるが，自・他覚的に「冷え」がなく「のぼせ」（顔面紅潮・首から上の熱感や発汗・頭重感など）が顕著な場合には，附子の含まれていない三黄瀉心湯を選ぶ．

＊ 質問 心下痞とは？
　回答 心窩部の自覚的な痞え感や不快感

使ってみよう！ こんな時には漢方薬

9　めまい

院内報　2006年4月号

起立性眩暈	➡ ツムラ苓桂朮甘湯（ツムラ39）
ふらっ・くらっとする浮動感	➡ ツムラ真武湯（ツムラ30）
頭痛・虚弱者の眩暈感	➡ コタロー半夏白朮天麻湯（N37）

1．苓桂朮甘湯（ツムラ39）
立ちくらみ（起立性眩暈・起立性低血圧）

2．真武湯（ツムラ30）
めまい感以外の症状：頭冒感、動悸、冷え症（"熱薬"の附子を含む）

めまい感を聞き出すコツ
「こんな症状はありませんか？」
　ふらっとする・くらっとする
　雲の上を歩いているような浮動感
　まっすぐ歩こうと思っても脇のほうに寄ってしまう
　目の前がすっと動いて見える．「口訣35（19ページ）」

3．半夏白朮天麻湯（コタローN37）
平素より胃腸虚弱で、頭痛、嘔吐、倦怠感などのある、虚弱者のめまい感食後に倦怠感や眠気が出現しやすい

次の一手
ツムラ五苓散（ツムラ17）：口渇・尿不利（水分摂取する割に尿量が少ない）・浮腫

西洋医学的な発想　めまい　　　　　　　　井村　洋

　めまいでは原因の詳細な鑑別よりも，重大な疾患によるものかどうかの確認から開始する．特に急性のめまいでは，そのプロセスを外せない．生命機能予後に関わるめまいを，以下のように大きく分けておくと，病歴が利用できる．

■頭痛を伴う
　小脳出血，くも膜下出血，内頸静脈血栓症

■難聴耳鳴を伴う
　脳幹梗塞：前下小脳動脈内耳動脈分枝の閉塞では突然片方の耳が聞こえなくなることがあるため，突発性難聴と誤認しないように．

　聴神経鞘腫：語音弁別障害(電話の音はよく聞こえるが，何をいっているのかがわからない)を生じるが，聴覚検査では異常を呈さないことがある．2 cm 以内で発見しないと難聴を残すようである．

■頭位により誘発される
　悪性持続性頭位めまい症(MPPV)：原因のほとんどが脳幹・小脳の血管障害．多くはめまい以外の神経学的異常はない．「右を下にするとめまいが持続するが，左を下にすると止まる」は危険な症状．

　脳幹の虚血・梗塞：多くの場合，神経脱落症状を呈さない．否定できるまでは，梗塞やTIA（次の発作は梗塞かも）を疑うべき．脳幹の虚血範囲が狭いと前庭神経核のみ虚血を生じ，症状はめまいだけとなることがある．範囲が広がると，三叉神経核障害を生じ口唇やそのまわりのしびれや感覚低下が起こる．

　見逃したくない代表的疾患と特徴について呈示したが，それだけでもクラクラしてくるほど，めまいの急性期診療は緊張を強いられる．筆者自身が，肝に銘じて行っていることは，次のようなシンプルなルールである．

> 起立，もしくは歩行が不安定な人は，めまいが軽症でも最悪のシナリオを考える．つまり重症疾患が潜んでいると見立てる．そこから重症疾患の可能性をどこまで下げられるか，ということに診断推論のエネルギーを注ぐ．

■治療と予後

大半のめまいは危険な疾患に起因せず，良性発作性頭位変換性めまい（BPPV）で，医者の力量によらず数週間で自然軽快する．その場合には，めまいを誘発する頭位変換を繰り返し行うことで，めまいそのものが軽快するという特徴が必ずある（この方法の応用が治療にも使われている）．その確認こそが，重症疾患の可能性を大きく下げる．

症状緩和に関しては，急性・慢性を問わず，西洋医学の方法は貧弱であるので，漢方頼みになるが，めまいに伴う嘔気に対して制吐剤を使用することは有効な方法である．

■めまいの時に使用する代表的な漢方方剤の覚え方
立てば苓桂　回れば沢瀉　歩くめまいは真武湯

立ちくらみには苓桂朮甘湯，回転性眩暈には沢瀉湯（エキス剤がないため五苓散で代用），歩く時浮動感があるようなめまいは真武湯が有効なことが多い．

知っ得漢方

漢方医学的に「水」は身体中の透明な液体（リンパ液や体腔内の漿液などがこれに相当する）とされ，その異常を「水毒」という．「水」というイメージに結びつきにくい症状ではあるが大切な水毒症状として，動悸やめまい，耳鳴がある．したがって，浮腫や胸水などを伴う疾患に，これらの方剤は応用可能である．真武湯は心不全やネフローゼ症候群，消化器疾患，感冒など幅広い臨床応用が報告されているが，自覚的なめまい感の聴取が適応の決め手となることが多い．五苓散が小児などで水様の嘔吐・下痢を伴う病態に有効なことは有名である．

■適応病名

ツムラ苓桂朮甘湯，コタロー半夏白朮天麻湯，ツムラ五苓散には「めまい」の適応がある．ツムラ真武湯には「めまい」の適応がなく「胃腸疾患」「胃腸虚弱」「慢性腸炎」「胃アトニー」「胃下垂」「ネフローゼ」「心不全で心悸亢進」などが適応病名であるので注意してほしい．

■実際の処方例

例1．立ちくらみも浮動感もあり，明らかな冷えを伴っている場合；

ツムラ苓桂朮甘湯エキス7.5 ＋ツムラ真武湯エキス7.5 3×毎食前

※実際の臨床では，なんとなくふらっとしたり，立ちくらみがしたり両方の症状があり，かつ「冷え」が明らかな場合には上記のように真武湯と苓桂朮甘湯を一緒に服用することもあるが，初心者はまず一方剤のみから処方し，効果を確認していくほうが上達する．→次のページの症例を参照

めまいの出現しやすい人が漢方薬を継続して服用することで，めまい感が出現しにくくなり，体調も改善することが多い．

漢 こんなふうに漢方⑨

水っぽい話

生体を維持する循環要素として，陽性の「気」と陰性の「血」に分ける．血はさらに赤い液体（狭義の血）と，無色の水に分けられる．水の変調を水毒（水滞）といい，その徴候は三つに大別される．第一に浮腫，胸水など体（腔）内の異常な貯留，これらの分布異常に伴う口渇など．次に鼻水，水様の痰や帯下，尿利異常，水様下痢など分泌（排泄）異常がある．三番目は内耳関連の徴候で，今回の主題であるめまい・ふらつきや，耳鳴りなどが挙げられる．今でこそメニエールは内耳リンパ液（水）の異常とされるが，古代中国人の知る由もないのに，その観察眼の確かさには驚かされる．今回紹介した方剤は水毒治療方剤（駆水剤）に分類される．

症例1
真武湯の服用で30年ぶりに"地に足がついた！
主治医　田原　英一

患　者　60歳女性
主　訴　足が地につかない感じ，立ちくらみ
既往歴　家族歴　特記事項なし
現病歴　およそ10年来，糖尿病でインスリン治療中．約30年前からフラフラする感じがし，立ちくらみもある．季節の変わり目と雨の日は特にその傾向が強かった．まるで地震のようで，雲の上を歩いているような感じがし，しばしば壁に寄りかかることもある．これまでに何度か耳鼻科も受診したが，異常はないといわれている．漢方治療を希望し10月に当科初診．

西洋医学的所見
　身体所見：身長161cm，体重46kg，顔色やや不良
　検査成績：HbA₁c が8%台である以外に血液生化学的な異常はない．2年前に施行した頭部MRIでは異常は認めなかった．

漢方医学的所見
　自覚症状：疲れやすい，体がだるい，憂うつ，体に力が入らない，排便は普通，夜間尿あり，食欲は普通，睡眠良好，汗をかきやすい，口渇なし，体が冷える，立ちくらみがする，ふわふわした感じがする，シミができる，頸・肩がこる，頭冒感や動悸はない．
　脈候：わずかに浮，弱，細，濇（しょく）*1．「口訣17（9ページ）」
　舌候：舌質は暗赤色　湿潤した白苔に覆われる．
　腹候：腹力弱，心下痞鞕，両側腹直筋緊張，左臍傍圧痛，臍下不仁あり．

経　過　初診時，浮動感，脈が弱いこと，冷えの自覚などからツムラ真武湯エキス7.5　3×毎食前を処方．
2週間後，「そういえばフラフラ感が減少したかもしれない」．

フラフラ感は初診時の8割くらいに減少．冷える感じも減少し，少し暑い感じもある．同方を継続．

4週間後には立ちくらみやフラフラを感じなくなった．地震のような感じや雲の上を歩いているような感じ，壁によりかかるようなこともない．しかし足先はまだ少し冷える．

その後受診間隔が空いた(休薬した)ところ，浮動感が再び出現し，同方を4ヵ月後の現在も継続服用中である．

考察 ふらつきと立ちくらみの症例であるが，冷え(寒)が明らかであったため，まずは真武湯を単独で投与した．本症例の場合，1方剤で十分に効果があったが，もし立ちくらみがとれないようであれば，苓桂朮甘湯との合方[*2]も考えられる．

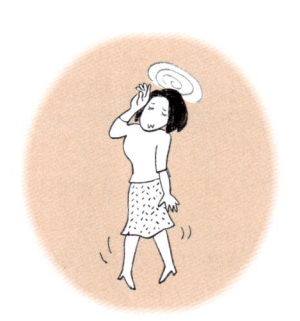

---

*1 質問 脈濇とは？
　回答 渋るともいい，橈骨動脈を示・中・薬の3指で触れたとき，脈速が遅いために拍動を中枢側から末梢側にわずかな時間差をもって感じる．心音における2音の分裂と似た所見．寒(冷え)のある時などに出現する．

*2 質問 合方とは？
　回答 2種類以上の処方を合わせて用いる．生薬を用いた煎じ薬では，重なる生薬は多いほうの分量のみとする．エキス剤では単に混ぜることになる．

症例2
めまいに五苓散"，のどの渇きや尿利も改善

主治医　犬塚　央

患　者　78歳女性
主　訴　回転性めまい，地に足がつかない，まっすぐ歩きにくい
既往歴　39歳 子宮筋腫手術，52歳 胆嚢摘出術
家族歴　母：脳梗塞
現病歴　5年前の4月より，口腔内乾燥感で当科通院中．

某年6月，買い物中に突然回転性のめまいが出現した．回転性めまいはすぐに良くなったが，その後地に足がつかない感じでまっすぐ歩きにくくなったため，3日後に当科を受診した．

西洋医学的所見

身体所見：身長142 cm，体重39 kg，血圧136/76 mmHg，脈拍77/分，体温35.9℃

検査成績：Hb 11.7 g/dl，TP 6.4 g/dl，Alb 3.9 g/dl

漢方医学的所見

自覚症状：暑がりで寒がりだが明らかな冷えはない．のどがひどく渇き1日に水を2ℓ飲む．その割には尿は少なく濃い．夕方になると足がむくむ．汗かき，夜間尿1回，首が凝る，目がかすむ，腰痛と膝痛がある．

脈候：やや沈，やや小，やや弱．

舌候：軽度暗赤色，乾燥した白苔がまだら状に付着．

腹候：腹力弱，臍上悸[*1]あり，右臍横に圧痛あり，臍下不仁[*2]あり．

経　過　のどが渇き多量に水分を欲する・浮腫（足のむくみ）がある・水分を摂取する割には尿量が少ないということを目標に五苓散（ツムラ五苓散エキス 7.5 3×毎食前）を処方した．4週間後には時々頭がフラッとする程度まで症状が改善した．めまい感の改善以外にも尿量が増え，のどの渇きが

減った(飲水量が1日1ℓ以下に減った).

考　察　鑑別処方として真武湯が挙げられるが,本症例では「暑がりで寒がり」とはいうものの,自・他覚的には明らかな冷え(寒)がなかったことと,口渇が明らかで自汗(自然発汗)傾向もはっきりしていたことから,五苓散を選択した[*3].

＊1　質問　臍上悸とは？
回答　臍の上付近で腹部大動脈の拍動を触知すること.臍上には出現しやすい虚証(虚弱な病態)で腹力(腹壁の弾力)が弱ければ拍動を触れやすいと考えられている.

＊2　質問　臍下不仁とは？
回答　臍より下腹部正中の知覚低下(時にはかえって過敏)や腹力低下
・小腹不仁：小腹は下腹部のことで,下腹部の知覚低下(時にはかえって過敏)や腹力低下のこと.臍下不仁は,小腹不仁の一種であるが,特に下腹部正中の所見である.

＊3　質問　なぜ五苓散なのですか？
回答　真武湯は陰証(寒＝冷えの症状が明らかな病態)に適応し,五苓散は陽証(熱が主体,寒が乏しい)に適応する.陰陽や虚実は,方剤選択時に最も重視される.→「こんなふうに漢方」㉕(228ページ参照)

使ってみよう！ こんな時には漢方薬

10　月経困難症

院内報　2006 年 5 月号

腹や腰つっぱり痛む	➡ ツムラ芍薬甘草湯（ツムラ 68）
下腹部が張るように痛む	➡ ツムラ当帰建中湯（ツムラ 123）
冷え症でむくみや水様帯下あり	➡ ツムラ当帰芍薬散（ツムラ 23）

1．芍薬甘草湯：月経時に腹や腰がきゅーっと突っ張って痛む，腹直筋の緊張がある．

2．当帰建中湯：月経時に下腹部を中心に張って痛む，下腹部の腹直筋の緊張がある．

3．当帰芍薬散：手足が冷えやすい，むくみやすい，水様帯下，上腹部の振水音* ➡「水」の異常

鎮痛効果というより"体質改善"を期待．

次の一手

月経痛は温めると軽快し，冷やすと悪化することが多い
→漢方医学的には寒（＝冷え）が存在する！
→三和加工ブシ末（S-01）0.5〜1.0 1回　追加！
最初から附子を含んだエキスもあるので必要に応じて使用
芍薬甘草湯＋附子＝三和芍薬甘草附子湯（S-05）1.5 1包
当帰芍薬散＋附子＝三和当帰芍薬散加附子（S-29）3.0 1包
寒がある時は，特に白湯に溶いて温かいうちに服用する

---

* 質問　振水音とは？
　　回答　腹壁を揺さぶったり体を動かしたりするとポチャポチャと音がすることである．

西洋医学的な発想　月経困難症　　　　松岡　良衛

■定　義
月経時に下腹痛，腹痛など骨盤を中心とした耐えがたい疼痛を主体とし，嘔気，嘔吐，下痢，頭痛，悪心などの随伴症状のため，社会生活に支障があり，医学的治療を必要とするものをいう．

■症　状
下腹痛，腰痛，嘔気，嘔吐，胃痛，乳房痛，便秘，下痢，めまい，精神不穏，食欲減退

■分　類
①機能性月経困難症（原発性月経困難症）

頚管の狭小，プロスタグランディン（PG）の過剰産生などが原因とされる．痛み以外に多彩な随伴症状が出現することあり．

②器質性月経困難症（続発性月経困難症）

子宮内膜症，子宮腺筋症などが原因で起こることが多い．まれに子宮筋腫，骨盤内癒着症，子宮奇形で起こる．

■治　療
①非ステロイド系抗炎症薬（メフェナム酸，ジクロフェナクナトリウム，インドメタシン，ロキソプロフェンナトリウムなど）PG合成阻害剤である非ステロイド系消炎鎮痛剤が第一選択．

②排卵抑制薬（ピル，低用量ピル）

③精神安定薬（ジアゼパム®など）

④GnRH誘導体など

子宮内膜症，子宮筋腫などの器質性疾患がある場合は原疾患への治療を行う．

治療は鎮痛剤のみと考えられがちであるが，痛み止めから，ホルモン的な長期内服のものまで，年齢，ライフスタイル，原疾患の有無，挙児希望の有無により，治療方法にはバリエーションがある．

■実際の処方例

例1　ツムラ当帰芍薬散 7.5 3× 毎食前
　　　ツムラ当帰建中湯 2.5 ＋ 三和加工ブシ末 0.5　疼痛時に頓用（1日3回まで）
　　　痛みが出現しそうだと感じたらひどくなる前に服用したほうが効果的！
例2　三和当帰芍薬散加附子 9.0 3× 毎食前（平常）
　　　三和芍薬甘草附子湯 4.5 3× 毎食前（月経前後）

■適応病名

　ツムラ芍薬甘草湯の効能または効果は「急激に起こる筋肉の痙攣を伴う疼痛」とされ，「急激に起こる筋肉（主に下肢）の痙攣性疼痛ならびに腹部仙痛を訴える場合に用いる」とある．ツムラ当帰建中湯は「月経痛」「下腹部痛」，ツムラ当帰芍薬散は「月経不順」「月経困難」の適応病名がある．

　三和芍薬甘草附子湯は「慢性神経痛」「慢性関節炎」「関節リウマチ」「筋肉リウマチ」「五十肩」「肩こり」となっており婦人科疾患の適応がないので注意．

　三和当帰芍薬散加附子は「婦人の冷え症」「月経痛」「神経痛」「更年期障害」などの適応病名がある．

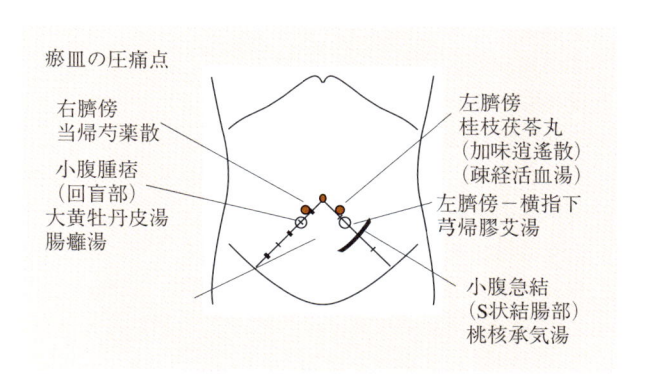

瘀血の圧痛点

右臍傍
当帰芍薬散

小腹腫痞
（回盲部）
大黄牡丹皮湯
腸癰湯

左臍傍
桂枝茯苓丸
（加味逍遙散）
（疎経活血湯）

左臍傍－横指下
芎帰膠艾湯

小腹急結
（S状結腸部）
桃核承気湯

知っ得漢方

痛みに対して鎮痛剤を常用していると胃腸障害を来す危険性などがあるが，漢方薬はかえって胃腸の働きを整えてくれたり，冷え症やしもやけが治ったり，肌がきれいになったりと，嬉しい「おまけ」がつくことがしばしばある．

漢 こんなふうに漢方⑩

血の巡りを良くする話

漢方医学的な体内循環要素の気・血・水の中で，赤い液体が血(けつ)である．血の異常を瘀血(おけつ)といい，「血がサラサラ流れない」，つまり末梢循環不全を伴うような病態，といえる．瘀血の兆候として，皮膚・粘膜の異常（しみ，目の隈，舌・歯齦・口唇などの暗赤色），皮下出血しやすい，静脈瘤や毛細血管拡張，痔核などがある．瘀血兆候は下腹部にも出現しやすく，下腹の腹壁にしこりを伴う圧痛が出現する．女性の月経周期に伴う異常や病態悪化も瘀血が関与し，性周期に伴って症候が変化する皮膚疾患や神経症，その他，種々の疾患に瘀血治療薬（駆瘀血剤(くおけつざい)）が使われる．瘀血病態は動脈硬化や虚血性の諸疾患も瘀血と関連が深く，血液粘度の上昇や，実体顕微鏡で毛細血管における赤血球の凝集塊や血流障害が観察されるが，これらの所見は駆瘀血剤投与で改善する．"血液サラサラキャンペーン"の治療になくてはならない治療薬，といえそうである．

月経時痛も瘀血関連病態であるが，寒(かん)の関与も高頻度で，当帰建中湯や当帰芍薬散といった主に陰証（冷えが主体の漢方医学的病態）に適応となる駆瘀血剤に，熱薬で鎮痛効果を伴う附子を加えて治療するのが効果的となる．

> 症例1
> # 飲んでニッコリ，痛みが消えた！当帰建中湯
> 主治医　犬塚　央

- **患　者**　30歳女性
- **主　訴**　下腹部痛（月経痛）
- **既往歴**　特記すべきことなし
- **家族歴**　父；糖尿病，母；乳癌
- **現病歴**　1年前より便秘，むくみで当科通院中．某年6月，朝から月経が始まったが，下腹部が張るように痛み，鎮痛薬を服用したが効かなかった．たまたま当科受診日であったため，そのまま来院した．

西洋医学的所見

身体所見：身長155 cm，体重51 kg，血圧117/70 mmHg，脈拍71/分，体温36.4℃，下腿に浮腫を軽度認める．

検査成績：特記すべきことなし．

漢方医学的所見

自覚症状：寒がり，手足が冷える，便秘あり，肩こりあり，足がむくむ．

脈候：やや沈，虚実間．

舌候：舌質は暗赤色，腫大・歯痕あり，湿潤した薄い白苔に覆われる．

腹候：腹力中等度，両側腹直筋緊張あり，心下痞鞕・心下部の振水音[*1]・臍上悸[*2]あり，両臍傍圧痛[*3]あり．

- **経　過**　診察中は顔色不良で痛みのため会話も困難な状態であった．強い下腹部痛と，腹直筋の緊張を目標にツムラ当帰建中湯エキス1包（2.5）を白湯に溶いて服用させたところ，10分後より痛みの間隔が長くなり，痛みの程度も軽減．30分後，痛みはほとんど消失した．

- **考　察**　月経痛によく使用する方剤には，①芍薬甘草湯，②当帰建中湯，③当帰芍薬散があるが，当帰芍薬散は鎮痛効果というより"体質改善"を期待する時に使用することが多い．

それに比べて、芍薬甘草湯と当帰建中湯は鎮痛効果があり、即効性もあるので、上記症例のように痛む時に頓用することもできるが、できれば痛みが出現しそうだと感じたら、ひどくなる前に服用したほうが効果的である。上記症例では、加工ブシ末は加えなかったが、冷えが強く、温めると痛みが緩和されるようならば、三和加工ブシ末を1包 (0.5)〜2包 (1.0) 加えるとさらに効果的である。

---

*1 質問 振水音とは？
回答 腹壁を揺さぶったり体を動かしたりするとポチャポチャと音がする所見。
*2 質問 臍上悸とは？
回答 臍の上付近で腹部大動脈の拍動が触知できる所見。
*3 質問 (両) 臍傍圧痛とは？
回答 患者を仰臥位にして臍の斜め下1〜2横指を真っ直ぐに背中に向かって押すと放散する痛みのある所見。瘀血病態（血がサラサラと流れない状態：末梢循環障害、血液粘度の上昇、赤血球変形能の低下など）で出現する圧痛のひとつである。

症例2
当帰芍薬散で体質改善！月経痛のみならず冷えやむくみも解消

主治医　古田　一史

患　者　21歳女性
主　訴　月経痛
既往歴　12歳　慢性副鼻腔炎の手術
家族歴　特記事項なし
現病歴　7年前から月経痛が激しくなった．月経は1週間以上続き特に前半は腰のまわりが痛い．市販の鎮痛剤を4時間おきに服用しても効果がない．痛みの激しい時は頭がしめつけられる．めまいを伴うこともある．某年8月に当科を初診．

西洋医学的所見
身体所見：身長158 cm，体重47 kg，体温35.7℃
検査成績：特記事項なし

漢方医学的所見
自覚症状：青白い顔，何となくむくみっぽい，疲れやすく気力がない，食後すぐに眠くなる，寒がり（手足の先が特に冷える），ズキズキと発作性の頭痛がする，皮膚がカサカサになる，冷えると関節が痛くなる足がむくみやすい．
脈候：やや浮，弱いが細くて緊張がある．
舌候：暗赤色，乾湿中等度の微白苔．
腹候：腹力軟弱，腹直筋緊張あり，胃部振水音あり，臍傍圧痛[*1]あり．

経　過　初診時に当帰芍薬散エキス（7.5 3×毎食前）を処方．
1週間後，「冷える」との訴えがあったため，加工附子末エキス1.5を加える（当帰芍薬散加附子とする）．
1ヵ月後，月経痛の程度はさほど変わらなかったが，足のむくみが減った．
3ヵ月後，月経痛が軽くなった．鎮痛剤の使用量が明らかに減った．
7ヵ月後，月経痛はかなり減った．月経初日だけ若干痛む程

度.

9ヵ月後，月経痛はほとんど感じなくなった．頭痛も出現せず鎮痛剤は使用していない．

1年6ヵ月後，調子がよかったため服薬を中断していたところ，また月経痛が強くなった．当帰芍薬散加附子を再開する．飲めば痛みは消失する．冷え症もかなり改善した．

考 察 主訴は月経周期に関連した症候であり，舌は暗赤色で臍傍の圧痛もあるため，瘀血の存在は明らかである．顔色は青白く，疲れやすく，気力がなく，冷えがあって，冷えると関節も痛くなるということから陰証である．むくみがあり腹候でも振水音があるため水毒があると考えられる．よって陰証，冷えがあり，水毒がある時に適応となる駆瘀血剤ということで当帰芍薬散を選択した．この症例では特に冷えが強く，温める作用の強い加エブシ末を加えた．当帰芍薬散は，月経痛に対する鎮痛効果というより，月経痛が起こりにくくなるような"体質改善"が期待できる．長期に服用することで，むくみがとれたり，冷え症が治ったりする．

---

*1 質問 臍傍圧痛とは？
回答 患者を仰臥位にして臍横を真っ直ぐに背中に向かって押すと放散する痛みのある所見．瘀血の徴候（108ページの図参照）．

使ってみよう！ こんな時には漢方薬

11 痔

院内報 2006年6月号

便秘傾向のある痔疾 ➡ ツムラ乙字湯（ツムラ3）
脱肛のある痔疾　　 ➡ ツムラ補中益気湯（ツムラ41）
出血を伴う痔疾　　 ➡ ツムラ芎帰膠艾湯（ツムラ77）

---

1. 乙字湯
便秘傾向のある痔に最も頻用される処方

2. 補中益気湯
胃腸虚弱で疲れやすいものの脱肛のある痔

3. 芎帰膠艾湯
出血を伴う痔疾，痔出血により貧血傾向のもの

次の一手
麻杏甘石湯（ツムラ55）：痔による疼痛の緩和（痔そのものの治療薬ではない）

その他の大事な処方
桂枝茯苓丸（ツムラ25・クラシエKB-25）
　➡乙字湯や補中益気湯に加えて使用するとより有効なことが多い

紫雲膏（ツムラ：外用剤）
　➡漢方の外用剤　痔による疼痛や肛門裂傷に有効

西洋医学的な発想　痔核　　　　　　　　　　長家　尚

■痔核の病態

痔核（いわゆるいぼ痔）は二足歩行を行うヒト特有の病気で，動物には存在しない．痔核には直腸内の内痔静脈叢にできる内痔核と肛門周囲の外痔静脈叢にできる外痔核の2種類がある．

内痔核は肛門内の歯状線といわれる所よりも奥に発生するのであるが，この部位は知覚神経が少ないために痔核を生じても痛みが軽く，症状の主なものは排便時の出血や排便困難・痔核の脱出と違和感などである．

一方，外痔核は肛門辺縁に大変に近い過敏なところにできるので，痛みと腫瘤（コブ）が主な症状である．

■成　因

支持組織減弱説：痔核が存在する部位には多くの血管，動脈と静脈の吻合，平滑筋（トライツ筋と呼ばれる），弾性結合組織から構成される厚みのある組織がクッションとして存在する．排便時のクッションの押し出しや怒責（りきみ）によりクッションの充血を来し，これが徐々に引き伸ばされ線維が断裂しクッション自体が大きくなって出血や脱出を来す．

■治　療

良性の疾患であるから，治療に際しては過度の侵襲は避けることが原則．

1）保存的治療

　①内服治療（血流改善・止血・緩下作用）➡サーカネッテン®，ヘモクロン®，緩下剤など

　②外用治療（直接作用，急性期の病態緩和：ステロイド，局麻薬，抗生剤ほか）➡ネリプロクト®，ポステリザン軟膏®，ボラギノール®など

　③生活改善（飲酒・座業・寒冷作業・便秘・下痢を避ける）

2）低侵襲治療

①ゴム結紮法:単発の内痔核に向く
②注射療法(ALTA:ジオン療法):中等度の内痔核に向く(効果は手術療法に匹敵)
③PPH:全周性の脱出を呈する内痔核に向く
3) 根治手術:結紮切除術(入院治療)

■実際の処方例

例1 ツムラ乙字湯 7.5 3×毎食前
ツムラ麻杏甘石湯 2.5 疼痛時に頓用(1日3回まで)
例2 ツムラ補中益気湯 7.5 +ツムラ桂枝茯苓丸 7.5, 3×毎食前

痔は漢方医学的には「血(けつ)」の流通異常つまり「瘀血(おけつ)」(「こんなふうに漢方⑩」109ページ参照)と考えられ,治療には駆瘀血(くおけつ)剤が使われることが多い.乙字湯,芎帰膠艾湯,桂枝茯苓丸は駆瘀血作用を持つ.西洋医学的には,便通を整えるために酸化マグネシウムなどを適宜使用するが,乙字湯には緩下作用のある大黄が含まれる.補中益気湯や芎帰膠艾湯は下剤成分を含まないが,"潤腸作用"といって腸管内を潤す作用のある当帰を含有する.また,補中益気湯は下垂した臓器を持ち上げる作用(抗アトニー作用)があるといわれており,脱肛を伴う痔に使用される.補中益気湯は,痔核の成因(前ページ)から考えると,他の痔疾にも有効な可能性がある.

■適応病名

乙字湯は「キレ痔」「イボ痔」,補中益気湯は「痔」「脱肛」,芎帰膠艾湯は「痔出血」の適応病名がある.また,桂枝茯苓丸は「痔疾患」,紫雲膏は「痔核による疼痛」「肛門裂傷」の適応病名がある.麻杏甘石湯には「小児喘息」「気管支喘息」の適応病名しかないので注意が必要である.

こんなふうに漢方⑪

上も下も一緒の薬で!?

　実地臨床に携わっていると，従来の臨床常識とは異なるような薬の効能を見出すことがある．「ミノサイクリンが関節リウマチに有効」とか，「エリスロマイシンの長期投与がびまん性汎細気管支炎（DPB）に有効」など，後から作用機序が判明したにしても，初めは臨床的な経験がきっかけだった．

　漢方医学では，深い臨床経験から得られた臨床上の秘訣・コツとでもいうものを，口訣と呼んで大切にしている（本書の「漢方診療50の口訣」1ページ参照）．例えば，痔に頻用される乙字湯は口唇が赤く腫れた時にも著効する．"出口"だけでなく"入り口"にも有効なのである．共通項は「消化管粘膜と皮膚の接合部付近」の瘀血を伴う腫脹であろうか．それにしても，呼吸器疾患に用いる麻杏甘石湯が痔疾の痛みに特効的であることは意外で，漢方的にも不可解である．体の上部（呼吸器）でも下部でも強い炎症であれば一緒なのだろうか？　いずれにせよ，これなら人前で服薬しても「痔ぬし」と知られず，便利かもしれませんヨ，お嬢さん！

症例1
痔にも皮膚にも効いた，麻杏甘石湯

主治医　中村　佳子

患　者　29歳男性
主　訴　全身の皮膚の湿疹・発赤・浮腫・はげしい痒み，痔による肛門痛
既往歴　アレルギー性鼻炎
家族歴　弟；アトピー性皮膚炎
現病歴　7〜8年前からアトピー性皮膚炎発症．4年前より漢方治療を行い，症状は落ち着いていたが，半年前より仕事上のストレスが重なり，皮膚炎が悪化した．某年5月に，治療目的にて当科入院となったが，入院時に排便時や体動時の肛門痛を訴えたため，外科受診．内痔核を指摘された．

西洋医学的所見
身体所見：身長 173.5 cm，体重 60.0 kg，肛門鏡所見；3時・7時・11時方向に内痔核を認める，7時は脱肛し内外痔核となる（Ⅱ°の内痔核）

検査成績：貧血なし，LDH 626 U/ml，IgE 3025 U/ml

漢方医学的所見
自覚症状：倦怠感が非常に強い，寒がり，全身が冷える，食欲はある，のどが渇く（水分を欲しがる），排便は軟便ですっきりしない，尿の出が悪い，じっとりと気持ちの悪い汗をかく，夜はよく眠れない，不快な夢をみる．

脈候：沈，虚，細く弱々しい脈．

舌候：舌質は暗赤色，軽度腫大・歯痕あり，乾燥した白苔に薄く被われている．

腹候：腹力は軟弱，両側腹直筋の緊張あり，胸脇満微結・両臍傍圧痛・小腹不仁あり．

経　過　アトピー性皮膚炎に対しては，非常に冷えて新陳代謝が衰えている状態であったので，通脈四逆湯（煎じ薬）を処方した．内痔核に対しては，疼痛が強かったため，疼痛緩

和目的でツムラ麻杏甘石湯エキス，7.5 3×毎食前服用とし，肛門に紫雲膏を塗布するよう指導した．4日後には，エキス剤服用直後は痔の疼痛が消失．運動後などに疼痛が出現するが入院前の半分くらいで，がまんできる程度だということであった．1週間後には，皮膚の浮腫や発赤までもが改善した．2週間後，痔の疼痛がかなり改善したため，麻杏甘石湯を乙字湯エキスに変更したところ，皮膚所見が悪化し，痒みが強くなった．そこで乙字湯を中止し，通脈四逆湯と麻杏甘石湯エキスを継続．4週間後には，ジョギングしても痔の痛みは全くなく調子がよいとのことであった．アトピー性皮膚炎の経過も良好であり，30日後に退院となった．

考　察　本症例では麻杏甘石湯は痔のみならずアトピー性皮膚炎の症状緩和にも有用であった．麻杏甘石湯の構成生薬である，「麻黄」は表(ひょう)（皮膚・神経・関節との関連が深い）に作用する薬であり，「石膏」は清熱作用をもつ薬である．そのため皮膚の炎症にも効果的であったのであろう．ひとつの方剤に，いろいろな疾患に効果のある可能性を見出せるのは漢方薬のおもしろさであり，魅力である．

症例2
便秘傾向の「痔ぬし」なら，乙字湯

主治医　中村　佳子

患　者　62歳女性
既往歴　23歳 虫垂切除術，35歳 胆嚢炎，56歳 突発性難聴，59歳 交通事故（左鎖骨・肋骨骨折，脳内出血）
家族歴　姉と兄にアレルギー性鼻炎・喘息
現病歴　6年前から肩こりや耳鳴，花粉症で当科に通院中．若い時から時々痔に悩まされていたが，某年10月，便秘となり，便をするのに力まないと出なくなったことで痔が悪化した．痔出血はなかったが，肛門全体が腫れて，肛門の粘膜がひりひりするようになった．11月に当科を受診した際，漢方での治療を希望した．

西洋医学的所見
　身体所見：身長160 cm，体重52 kg，血圧151/95 mmHg
　検査成績：貧血なし

漢方医学的所見
　自覚症状：寒がり，腹が冷える，腹がはる，冷えると左肩〜左肘が痛む，鼻水や鼻詰まりがある，排便に時間がかかる，便がすっきり出ない，肛門が腫れて痛む．
　脈候：やや沈，虚，細い．
　舌候：舌質は暗赤色，腫大・歯痕あり，乾燥した白苔を薄く認める．
　腹候：腹力軟弱，臍を中心に自他覚的に冷えを認める，両臍傍圧痛あり，小腹不仁あり．

経　過　痔出血はないが，排便状態が悪く便秘気味で肛門の粘膜が腫れている状態であったので，ツムラ乙字湯 2.5 1×寝る前に投与し，外用剤として紫雲膏を処方した．2週間後，便が力まずにスッと出る，排便量が増えた，と若干の改善を認めたため，同処方を継続した．4週間後，肛門の腫れや粘膜のひりひりする感じはなくなった．乙字湯を服用している

と排便状態も良いとのことで，現在も乙字湯（2.5 分 1 寝る前）は継続．肛門粘膜の違和感がある時には紫雲膏を適時使用している．

考 察 乙字湯は，便秘傾向のある痔疾に最も頻用される処方である．瀉下作用のある大黄が含まれており，便秘を改善し肛門への負担を減らし，痔疾の悪化を防ぐのはもちろんこと，駆瘀血作用*があるため痔疾そのものを治療する．駆瘀血作用をより強力にするために乙字湯と桂枝茯苓丸を一緒に使用することも多い．

---

* 質問 駆瘀血作用とは？
  回答 「血がサラサラ流れない」状態（いわゆる末梢循環不全）である瘀血を改善する作用をいう．（こんなふうに漢方⑩血の巡りを良くする話，109 ページ）駆瘀血作用のある方剤を駆瘀血剤といい，その代表的なものは桂枝茯苓丸．

使ってみよう！ こんな時には漢方薬

12　変形性膝関節症

院内報　2006 年 7 月号

関節水腫を伴う	➡ツムラ防已黄耆湯（ぼういおうぎとう）（ツムラ 20）
膝から下の冷えを伴う	➡ツムラ八味地黄丸（はちみじおうがん）（ツムラ 7） 　ウチダ八味丸（はちみがん）M
関節変形顕著	➡桂枝芍薬知母湯（けいししゃくちもとう）（煎じ薬）
当院採用のエキス剤：三和桂芍知母湯（さんわけいしゃくちもとう）（S-10）	

1．防已黄耆湯
　関節水腫を伴う膝関節症．典型例は「蝦蟇腹（がまばら）」➡腹部は肥満して軟弱，水ぶとりの暑がりの寒がりで汗っかき女性に多い．「口訣 7（4 ページ）」

2．八味地黄丸・ウチダ八味丸 M
　冷え症で下半身の不調（膝以下の冷え，夜間頻尿，足底部のほてりなど）を伴う．ウチダ八味丸 M は丸薬（1 袋 20 個入り）

3．桂枝芍薬知母湯（三和桂芍知母湯）
　関節の変形（膝に触るとゴツゴツした感じ），両側腹直筋緊張，皮膚枯燥．
　関節水腫（＋）➡防已黄耆湯を併用
　上記 1.2.3 とも寒（冷えると悪化，温めると好転）の程度によりさらに加工ブシ末を追加．

次の一手
　桂枝茯苓丸（けいしぶくりょうがん）➡ツムラ桂枝茯苓丸（ツムラ 25）クラシエ桂枝茯苓丸（KB-25）
　膝関節周辺の毛細血管の拡張がある．多くは左側優位の関節変形や疼痛．単独で使用することもあるが，しばしば防已黄耆湯と併用する「口訣 14（7 ページ）」

西洋医学的な発想　変形性膝関節症　　浜崎　晶彦

■概　念

　ひざ(膝関節)は，太ももの骨(大腿骨)とすねの骨(脛骨)とお皿(膝蓋骨)からなる．各々の関節面には正常では極めてつるつるな関節軟骨が存在する(とりのもも焼料理ではリアルに感じられる！)．軟骨は老化により弾力を失い，傷つきやすくなる．それに体重の増加やけがなどによって膝への負担が増加すると，軟骨は徐々にすり減り，骨が直接ぶつかり合うようになる．

　中年以降のふくよかな女性でO脚の強い人が，立ち座りや歩き始めに膝の内側に痛みを訴える．症状が進むと完全に膝が伸ばせなくなり，曲がりも悪くなる．また膝に水がたまることがあり(関節水腫)，水が多くたまると安静時も膝の痛みが強くなることがある．

■診　断

　問診と症状でほぼ診断は可能で，X線検査でその程度をみる．立位での正面，臥位での側面像および膝蓋骨軸射像の3方向を撮影する．X線写真で，骨棘(ほねのとげ)が形成している，関節裂隙(関節のすきま)が狭くなっている，骨硬化(軟骨の下の骨の白さが濃くうつる)，などの所見が認められる．

■治　療

　ふとももの筋肉をきたえることが進行の予防となる．あお向けに休んで，膝を伸ばしたまま下肢を床から少し挙上した状態で5秒間保持する―反対側の膝は曲げておいて（曲げてないと腰をいためることがある）―を10回左右交互に朝晩繰り返す，大腿四頭筋訓練が代表的な運動療法である．

　患者様は通常，痛みを軽くしてほしいので，痛み止めの飲み薬で胃がやられやすために希望されない方を除いて鎮痛消炎剤と外用剤（しっぷ，ぬりぐすり）を処方する．

　痛みが強い場合は，関節内注射（ヒアルロン酸Na；すべす

べ滑りやすくする潤滑油のようなゼリー状）や足底板（くつのなかに入れるインソールで，通常，膝の内側の痛みには外側を高くする）を処方する．これらの治療が有効でなければ，手術治療（関節鏡視下手術，高位脛骨骨切り術，人工関節置換術）を検討する．

■実際の処方例

関節水腫があり，かつ「寒(かん)」を伴い，温めると疼痛の軽減がみられる場合：
ツムラ防已黄耆湯 7.5 ＋加工ブシ末 1.5 分 3 毎食前
関節水腫があり，膝関節周辺の毛細血管の拡張が認められる場合：
ツムラ防已黄耆湯 7.5 ＋ツムラ桂枝茯苓丸 7.5 分 3 毎食前
膝から下の冷えが強い場合：
ツムラ八味地黄丸 7.5 ＋加工ブシ末 1.5 分 3 毎食前
関節の変形が強く水腫も伴っている場合：
三和桂芍知母湯 9.0 ＋ツムラ防已黄耆湯 7.5 分 3 毎食前

防已黄耆湯は変形性膝関節症に使用する代表的な漢方方剤である．前ページの西洋医学的発想に「中年以降のふくよかな女性…膝に水がたまることがあり云々」との記載があるが，防已黄耆湯はまさしくそのような症例に適応する．漢方医学的には皮膚・神経・関節などに関連する水毒に使用する．今回取り上げた方剤では「寒(かん)」があれば，加工ブシ末を加えるとより効果的である．もし急性期で局所に強い熱を持っていれば「寒」は存在せずブシの適応ではない．局所の状態を良く観察し，入浴などで温めることによって疼痛の軽減がみられるのかどうかをきちんと確認することが大切である．

■適応病名

上に取り上げた各方剤の適応病名は，防已黄耆湯は関節炎，八味地黄丸とウチダ八味丸 M は下肢痛・腰痛，三和桂芍知母湯は神経痛・関節リウマチとなっている．桂枝茯苓丸には関節炎

や関節症の適応病名はなく（ツムラもクラシエもない）月経不順・月経困難症・更年期障害・打撲傷などであるので注意してほしい．

> ### こんなふうに漢方⑫
>
> #### 『表』の病気に桂枝と黄耆
>
> 　漢方医学的な体の部位には『表』『裏』とその中間の『半表半裏』がある．（オモテとウラがあるのは嫌われ者だけであるが．）表に病気がある病態（表証）の最も典型は急性熱性疾患の初期で，体表にゾクゾクと寒気を感じ，その後に熱感が出現する（「こんなふうに漢方」⑤ 67 ページを参照）．さらに汗ばんだり，関節痛や神経痛などを伴うこともある．この時期を太陽病といい，その治療薬（かぜ症候群，56 ページ）にはすべて，表に作用する桂枝（桂皮）を含む．病が表にあると，外胚葉由来の皮膚や神経・関節などに症候が出現しやすいようである．そこで急性・熱性に限らず，関節疾患でも桂皮を含む桂枝芍薬知母湯などが多用される．今回の主要処方である防已黄耆湯は太陽病には用いないが，黄耆には皮下の水をさばいて免疫力を高めるといわれ，表に関連した諸疾患に多用される．黄耆を含む方剤の適応患者では，皮膚がフニャフニャと軟弱で，皮疹ができやすく，汗ばむ傾向がある．水肥りのオバサマ方の変形性膝関節症に防已黄耆湯が第一選択になる理由も，このあたりでおわかりいただけるだろうか？

症例1
水太りには防已黄耆湯. 汗を抑えてむくみもすっきり

主治医　堀江　延和

患　者　75歳女性

主　訴　両膝関節痛,汗かき,右手のかゆみ

既往歴　45歳 子宮筋腫摘出術,56歳 右手熱傷で5回の皮膚移植術,58歳 うつ状態

家族歴　母;肝癌,弟;くも膜下出血で死亡

現病歴　5～6年前から,腰痛と両膝関節痛が出現し,「坐骨神経痛,変形性膝関節症」の診断で整形外科通院中であった.痛みに対し2日に1回鎮痛剤の局所注射を受けているが疼痛コントロールは不十分であった.皮膚移植術後の皮膚のかゆみや全身の異常な発汗(多汗症)にも悩まされており,漢方治療を希望し当科受診となった.

西洋医学的所見

身体所見:身長143.2 cm,体重64 kg(肥満傾向あり),胸部聴打診上異常なし,両膝関節は軽度腫脹あり.

腰椎および膝関節X線所見;腰椎L3～5で関節間隙狭小化,L2圧迫骨折を認める,両膝関節の関節間隙狭小化を認める.

漢方医学的所見

自覚症状:暑がりの寒がり,腰から下が冷える,体が重い,顔はのぼせる,食欲は良好,便秘あり,尿量が多い,睡眠障害あり,全身にさらっとした汗をかく,口渇あり,両下腿に軽度の浮腫あり.

脈候:沈,やや弱い.

舌候:舌質は暗赤色,腫大あり,湿潤した微白苔に覆われる.

腹候:腹力は軟弱,皮膚は締まりがなくぼってりした腹部.

経　過　初診時の自他覚所見「暑がりの寒がり,足は冷えるが顔はのぼせる,非常に汗かき,体が重い,口渇あり,肥満」より,水太りの膝関節症に使用する代表的な防已黄耆湯をエキスにて処方(ツムラ防已黄耆湯 7.5 3×毎食前).4週間後

には膝関節痛が軽減し鎮痛剤（局所注射）が不要となった．両下腿のむくみも減少して，少しずつ散歩ができるようになった．多汗症に関しても，発汗量が次第に減少し，3ヵ月後には，あまり気にならなくなった．また膝の痛みが消失したため整形外科受診を中止．皮膚のかゆみも若干緩和した．

考　察　防已黄耆湯に含まれる「黄耆」は皮下の水をさばいて免疫力を高める働きがあり，「表」（外胚葉由来の皮膚・神経・関節と関連）の症候にしばしば使われる．（こんなふうに漢方⑫―『表』の病気に桂枝と黄耆，125 ページ）「黄耆」が適応になる典型例の皮膚は，ふにゃふにゃと軟弱で皮疹ができやすく汗ばむ傾向があることが多い．この症例は，関節や皮膚といった「表」に症状があり，防已黄耆湯ですべての症状に対応できた．

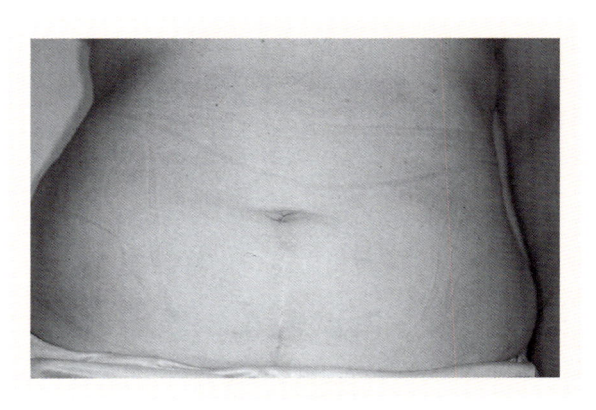

防已黄耆湯の腹証（蝦蟇腹）
腹壁の緊張が弱く，仰臥位になると横に広がって見える．

症例2
ゴリッとした関節変形と，ピンと張った腹直筋なら桂芍知母湯
主治医　犬塚　央

患　者　64歳女性
主　訴　右膝関節痛
既往歴　24歳 虫垂切除術，31歳 頸椎捻挫，47歳 三叉神経痛，56歳 高コレステロール血症
家族歴　父；糖尿病，母；慢性膵炎，長男；脳性麻痺
現病歴　約2年前から右膝に痛みが出現．変形性膝関節症と診断され，外用薬を処方されていた．しかし右膝の熱感や疼痛は改善しなかったため，漢方治療を希望し当科初診．

西洋医学的所見
身体所見：身長157 cm，体重51 kg，血圧148/92 mmHg，脈拍93/分，体温36.0℃
右膝に変形と軽度熱感を認める．関節液の貯留はない．
検査成績：T-cho 227 mg/dl，尿潜血陽性

漢方医学的所見
自覚所見：暑がりで寒がり，足は冷える，温めると痛みが改善する，首から上に汗をかく，疲れやすい，皮膚の乾燥が強い，右膝に軽い熱感がある．
脈候：浮沈中間，やや弱い，やや小さい(細い)．
舌候：舌質は暗赤色，腫大・歯痕なし，湿潤した白苔を中等度認める．
腹候：腹力中等度，両側腹直筋緊張あり，右臍傍圧痛あり，小腹不仁あり．

経　過　腹直筋の緊張，皮膚の乾燥，関節の熱感，温めると痛みが改善することを目標に桂枝芍薬知母湯（三和桂芍知母湯エキス9.0 3×毎食前）を処方．4週後，痛みは半分に減った．8週後，痛みはほとんどなくなった．漢方薬は，1日量を6.0分2 朝・夕食前に減量した．3カ月後には，痛みは完全になくなったため薬を減らしたいと希望があり，1日量を3.0

1×朝食前とした．5 カ月後に廃薬となったが，その後疼痛の再発はない．

考 察 エキスとしては三和桂芍知母湯エキス細粒®（三和生薬）という商品名だが，本来は「桂枝芍薬知母湯（けいししゃくやくちもとう）」という．構成生薬に芍薬と甘草を含んでいるが，芍薬と甘草の組み合わせは筋肉の spasm を和らげる働きがあり（こんなふうに漢方⑲―気のきく話，181 ページ参照），その使用目標は「両側腹直筋の緊張」である．桂芍知母湯は，変形した関節に生じやすい熱を抑制しつつ，乾燥肌やすべりの悪い関節を潤す働きがある．

使ってみよう！ こんな時には漢方薬

13 慢性鼻炎

院内報　2006 年 8 月号

水様性鼻汁・くしゃみ ➡ ツムラ小青竜湯（ツムラ 19）

鼻が詰まりやすい鼻炎 ➡ コタロー柴胡桂枝乾姜湯（N11）

上顎洞付近の炎症（局所の熱感・叩打痛）、後鼻漏 ➡ ツムラ辛夷清肺湯（ツムラ 104）

1．小青竜湯

全体的に水っぽい："水毒"が明らか（「こんなふうに漢方」⑬、133 ページを参照）

水様性鼻汁、上腹部の振水音、やや冷えがある、くしゃみ

似ている処方

①麻黄附子細辛湯→寒気というより冷え（足冷）が明らか（附子を含む）　当院採用：三和麻黄附子細辛湯（S-08）
コタロー麻黄附子細辛湯カプセル（N-127）

②苓甘姜味辛夏仁湯→胃弱で小青竜湯が胃にこたえる（麻黄を含まない）　当院採用：コタロー苓甘姜味辛夏仁湯（119）
「口訣 18（9 ページ）」

2．柴胡桂枝乾姜湯

鼻閉がある鼻炎・少し冷えがあり少しのぼせがある、イライラ、不眠、驚きやすい、など神経症的症状を伴うことがある

3．辛夷清肺湯

上顎洞付近の熱感・叩打痛、後鼻漏

似ている処方

葛根湯加川芎辛夷→後頸部のこりあるいは筋緊張性頭痛を伴う鼻炎　当院採用：クラシエ葛根湯加川芎辛夷（No2）

西洋医学的な発想　慢性鼻炎　　　　　　　　　前田　明輝

　慢性鼻炎とは，広義には固有鼻腔粘膜，慢性炎症疾患のことを示す．本項では，実際の診察において，よく携わるアレルギー性鼻炎，副鼻腔炎について簡単に説明する．

1) **アレルギー性鼻炎**：鼻粘膜におけるI型アレルギー性疾患で，抗原が明らかな場合をいう．ちなみに抗原が不明なものを血管運動性鼻炎，抗原が不明で，好酸球のみ鼻汁中に増加しているものを好酸球増多性鼻炎といい，この3つを鼻アレルギーと総称する．症状はくしゃみ，水様性鼻漏，鼻閉である．治療は以下の通り．

　a) 抗原の除去と回避
　b) 薬物療法➡抗アレルギー薬＋ロイコトリエン受容体拮抗薬＋ステロイド点鼻
　　内服薬➡抗アレルギー薬（ヒスタミン H_1 拮抗薬）
　　　＜例＞アレジオン®またはクラリチン®　1錠
　　　1×就寝前
　　　ロイコトリエン受容体拮抗薬
　　　＜例＞オノン®　4錠　2×朝・夕食後
　　点鼻薬➡ステロイド点鼻薬
　　　＜例＞フルナーゼ®またはリノコート®　就寝前1回点鼻
　c) 免疫療法（抗原特異的減感作療法）
　d) 手術療法（鼻閉改善を目的としたものが多い）

2) **副鼻腔炎（急性，慢性）**：副鼻腔とは上顎洞，篩骨洞，蝶形骨洞，前頭洞の4つを指し，この洞内粘膜の炎症のことを副鼻腔炎という．成因は，細菌，真菌感染やアレルギー性，生活環境，など様々であるが，外来で最も遭遇するのは細菌性とアレルギー性の副鼻腔炎である．症状は鼻閉，黄色鼻汁，頭痛，頭重感，嗅覚障害などである．治療は以下の通り．

　a) 保存的療法（節酒，減煙など）
　b) 薬物療法

　　　　内服薬➡14員環系マクロライド
　　　　　　　　　　＜例＞クラリス®（200）1錠　1×朝食後
　　　＋消炎酵素剤　ノイチーム®（90）3錠　3×毎食後
　　　＋去痰剤　ムコダイン®（250）or（500）3錠　3×毎食後
　　　＋抗アレルギー薬　アレジオン®（20）1錠　1×就寝前
　　　　14員環系マクロライド（クラリス®）→少量長期投
　　　　与（3ヵ月）
　　点鼻薬➡ステロイド点鼻薬・血管収縮薬
　　ネブライザー➡抗菌薬
　c）手術療法（内視鏡下鼻副鼻腔手術など）

■実際の処方例
　例1　ツムラ小青竜湯　9.0　3×毎食前
　例2　コタロー柴胡桂枝乾姜湯　6.0　3×毎食前
　　　（体質改善目的に平常時に使用）
　　　ツムラ小青竜湯　9.0　3×毎食間
　　　（鼻水・くしゃみがひどい時使用）
　例3　ツムラ辛夷清肺湯　7.5　3×毎食前
『漢方エキスは少量の白湯に溶いて服用すると効果的！』

　一般にアレルギー性鼻炎は小青竜湯の適応が多いように言われているが，実際の臨床では柴胡桂枝乾姜湯もよく使われる．上記の例2のように，平常は鼻閉感があるため柴胡桂枝乾姜湯を使用し，くしゃみ鼻水の症状が強い時に小青竜湯を一時的に併用することもある．鼻炎症状が強い時や花粉症の季節では1日3回の服用では，服用間隔が開きすぎることがある．特に小青竜湯などは，間隔を詰めて頻回に服用するとさらに効果的なのだが…*「口訣10（6ページ）」．

■適応病名　各処方の効果・効能を以下に記す．
　ツムラ小青竜湯：鼻炎・アレルギー性鼻炎
　三和麻黄附子細辛湯エキス，コタロー麻黄附子細辛湯カプセル：感冒・気管支炎

コタロー苓甘姜味辛夏仁湯：気管支炎・気管支喘息
ツムラ辛夷清肺湯：鼻づまり・慢性鼻炎・副鼻腔炎
クラシエ葛根湯加川芎辛夷：鼻づまり・副鼻腔炎・慢性鼻炎
コタロー柴胡桂枝乾姜湯：感冒・神経衰弱・不眠症となっている．
麻黄附子細辛湯・苓甘姜味辛夏仁湯・柴胡桂枝乾姜湯では鼻炎に関係した適応病名がないので注意してほしい．

こんなふうに漢方⑬

冷えは水と仲良し

　慢性鼻炎につきものの鼻汁には，水様や黄色粘張などの違いがある．水様の分泌物は，漢方医学的には水毒の一症候と考えられる．水様鼻汁もその一つであるが，寒い風に当たると出現しやすいもの．さらに冷え症の人はむくみやすいなど，水毒は冷え（寒）を伴うことが多いといえる．冷え性になりやすい"年寄り"に冷や水はもってのほか，ということである．小青竜湯や苓甘姜味辛夏仁湯は気道を温める作用（温薬）の乾姜を含有し，さらに麻黄附子細辛湯にも含まれる細辛も温薬かつ水毒をさばく（駆水）作用もある．逆に辛夷清肺湯は，黄芩の他にも熱を冷ます（寒薬）石膏・梔子などを含み，副鼻腔の熱や黄色鼻汁（熱を帯びた水毒）の後鼻漏に有効である．慢性疾患に幅広く応用される柴胡含有方剤（柴胡剤）で虚証向きの柴胡桂枝乾姜湯は乾姜も黄芩も含み，少し複雑で面白い方剤といえる．

＊ 質問　なぜ「…」なのですか？保険が通らないとか説明がほしいです．
　回答　ご推察のとおり．なので，書きにくかったというわけ．漢方は伝統医学で，したがって日本流の婉曲表現ということ．「（効果的なのだが）健康保険診療では認められない」などと書くと，色気がないと嫌われたくなかった．

> 症例1

くしゃみ，はなみず，小青竜湯　主治医　中村　佳子

患　者　68歳男性
主　訴　鼻汁，くしゃみ，鼻閉，のどの痛み
既往歴　20歳　虫垂切除術，23歳　右半月板損傷
家族歴　父；食道癌，母；子宮癌，兄；脳梗塞，姉；高血圧症
現病歴　高血圧・アレルギー性鼻炎のため，他医療機関で降圧剤と抗アレルギー剤の投与を受けている．当科には，膝関節の痛みの治療目的で4年前より通院中であった．某年4月，急に鼻汁と鼻閉，くしゃみが増悪．服用していた抗アレルギー剤（アレジオン®）が全く効かず，漢方治療を希望．スタスタと流れるような水様性の鼻汁で，鼻閉もあり，息ができず苦しい，のどの奥が痛い．4月なのに「寒い！」と，背中にカイロを入れていた．

西洋医学的所見　身長161 cm，体重63.5 kg，血圧138/87 mmHg，T-cho 249 mg/dl

漢方医学的所見

自覚症状：寒がり，疲れやすい，食欲・排便・排尿には問題ない，膝や肩が痛む，めまい感がある，口渇なし．
脈候：沈・やや虚，緊状あり．
舌候：舌質は暗赤色，軽度の腫大[*1]と歯痕[*2]あり，乾燥した白苔を中等度認める．
腹候：腹力中等度，胸脇苦満[*3]・心窩部の振水音[*4]・臍上悸・臍傍圧痛・小腹不仁を認める．

経　過　ツムラ小青竜湯エキス9.0と，三和加工ブシ末1.5を3×毎食前に一緒に服用するように処方した．2週間後，鼻汁・鼻閉とも改善．夜の鼻詰まりが消失し，眠れるようになった．冷えが取れていたため，小青竜湯エキスのみ処方した．4週間後，鼻の調子は良いが，やや血圧が上昇したとの訴えがあり，小青竜湯を中止した．中止して4週間後，鼻水が止

まらない，抗アレルギー剤が効かない，との訴えにて再度小青竜湯エキス 3.0 1×朝食前投与．コントロール良好となった．その後 1 年ほど，鼻炎症状の悪化をみたときは，小青竜湯エキスを服用していたが，1 年半後には非常に調子がよく，小青竜湯エキスも抗アレルギー剤も服用を中止した．

考察 本症例では，水様性鼻汁やくしゃみといった自覚症状と心窩部に振水音があり歯痕を認めた．漢方医学的に「水毒」が明らかであり，小青竜湯を選択したが，4 月なのに「寒い」とカイロを使用するような冷えがあったため，加工ブシ末を併用した．これで効果があったが，もう少し薬効を強くしたい時には，ツムラ小青竜湯と三和麻黄附子細辛湯を一緒に服用しても可．この患者は，風邪症状が長引いた時に柴胡桂枝乾姜湯を服用し，鼻炎の症状もとれたことがある．慢性鼻炎の場合，平素鼻閉程度の症状ならば柴胡桂枝乾姜湯を，くしゃみや鼻水の症状が強いときは小青竜湯が有効なことが多い．

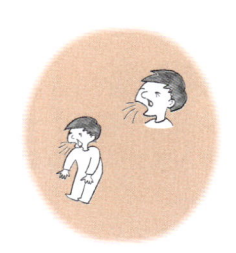

---

* 1 質問 舌腫大とは？
  回答 舌を出した時，舌の幅が口の幅いっぱいになっており，舌全体がぼってりとした状態．
* 2 質問 歯痕とは？
  回答 舌の辺縁部に歯型がついている状態．「水毒」の徴候．
* 3 質問 胸脇苦満とは？
  回答 悸肋部の圧痛，抵抗．柴胡含有方剤の使用目標．
* 4 質問 心窩部の振水音とは？
  回答 心窩部の腹壁を軽く揺すったり叩いたりした時にチャポチャポと音がする状態．「水毒」の徴候．

症例2
上顎洞付近の熱と痛み・後鼻漏なら辛夷清肺湯

主治医　三潴　忠道

患　者　57歳男性
主　訴　膿性鼻汁，両頬部痛
既往歴　25歳 副鼻腔炎手術，27歳 右3・4指切断（事故），57歳 高血圧症
家族歴　兄：高血圧症，姉；喉頭癌で死亡
現病歴　25歳時に副鼻腔炎の手術を行った．40歳ごろより悪臭のする鼻汁が出るようになり，40歳代半ばよりしばしば両則の頬部痛が出現するようになった．漢方薬局で処方してもらった漢方薬を服用し，症状は落ち着いていたが，56歳の時に膿性鼻汁や頭痛などの症状が再燃してきた．57歳時に両側頬部痛が再度出現し，耳鼻科で手術を勧められたが拒否．漢方治療を希望し，当科受診となった．

現代医学的所見
身体所見：身長167.5 cm，体重59.5 kg，血圧125/78 mmHg．
検査成績：検尿・血液検査で特記すべき所見なし．
画像所見：頭部〜顔面MRで両側副鼻腔に液貯留・粘膜肥厚を認める．

漢方医学的所見
自覚症状：どちらかといえば寒がり，入浴は気持ちよい，食欲良好，軟便傾向あり，汗はかかない，入眠障害・中途覚醒あり，膿性鼻汁あり．
脈候：やや浮，やや虚．
舌候：舌質暗赤色，腫大あり，歯痕あり，乾燥した白苔をやや厚く認める．
腹候：腹力軟，右胸脇満微結[*1]・心下痞・心下悸・臍上悸・臍下悸あり，小腹不仁あり．

経　過　初診時は，膿性鼻汁はあるが，両側頬部痛・頭痛・後鼻漏はなく，柴胡桂枝乾姜湯合[*2]桂枝茯苓丸料（煎じ薬）を処

方した．1週間後，「膿性鼻汁が少し薄くなった．」と若干改善を認めたため，同処方を継続．しかし4週間後，両側頬部の発赤と腫脹，疼痛が出現．後鼻漏も認めた．耳鼻科で手術を勧められたが，患者は漢方治療継続を強く希望．慢性副鼻腔炎の急性増悪と後鼻漏があるため辛夷清肺湯（煎じ薬）を処方した（漢方薬を単独処方とし抗菌剤は使用せず）．辛夷清肺湯を処方して2週間後，両頬部の痛みが改善．腫れも減った．その1週間後には痛みは消失した．辛夷清肺湯（煎じ薬）をベースにした処方を2年間継続した．その後，ツムラ辛夷清肺湯エキス（7.5 3×毎食前投与）としていたが，経過中に後頸部のこりが出現し，クラシエ葛根湯加川芎辛夷エキスに変更したこともあった．初診から約5年経過した現在は，柴胡加龍骨牡蛎湯合辛夷清肺湯（煎じ薬）にて鼻症状の経過は良好である．

考察 上顎洞付近の熱感・叩打痛や後鼻漏を繰り返す場合は，副鼻腔に強い炎症があると考えられる．辛夷清肺湯は黄芩・石膏・梔子と熱をさます薬を含んでおり，強い抗炎症作用を持つ．よく似た処方としては，葛根湯加川芎辛夷があり，後頸部のこりや緊張性頭痛を伴う場合に適応となる．柴胡桂枝乾姜湯にも黄芩が含まれており，抗炎症作用はあるが，少し冷えがあり，どちらかといえば鼻閉がある慢性鼻炎に使用される．

---

*1 **質問** 胸脇満微結とは？
　　回答 悸肋部のごく軽度の抵抗感．柴胡桂枝乾姜湯の使用目標のひとつ．
*2 **質問** 合（ごう）とは？
　　回答 合方（ごうほう）すること．合方とは，2種類以上の処方を合わせて用いること．

使ってみよう！ こんな時には漢方薬

14 視力障害（かすみ目）

院内報 2006年9月号

老化，下半身中心の冷えを伴う ➡ ツムラ八味地黄丸
　　　　　　　　　　　　　　　　　　　　　　（ツムラ7）
　　　　　　　　　　　　　　　ウチダの八味丸M
倦怠感があり目に勢いがない眼 ➡ ツムラ補中益気湯
精疲労など　　　　　　　　　　　　　　　　（ツムラ41）
'仮性近視'（調節障害）で立ち ➡ ツムラ苓桂朮甘湯
くらみがある　　　　　　　　　　　　　　　（ツムラ39）

1．八味地黄丸

下半身，特に膝から下が冷えやすい．
高齢者のかすみ目を含む視力障害に対しての漢方的ファーストチョイス

次の一手

冷え症状がない ➡ 六味地黄丸（ツムラ87）
下肢の浮腫が強い ➡ 牛車腎気丸（ツムラ107）

2．補中益気湯

倦怠感や疲労感があり目に勢いがない，眼精疲労などに使用
舌苔がまだらで濃淡あり

3．苓桂朮甘湯

いわゆる'仮性近視'で立ちくらみを伴う時に使用

西洋医学的な発想　かすみ目

小池　生夫

■かすみ目（霧視）の原因

1. 光の通り方の異常
   1) 眼瞼：眼瞼浮腫・眼瞼下垂
   2) 角膜：上皮障害　角膜混濁　角膜浮腫
   3) 前房：前房混濁
   4) 水晶体：白内障　治療➡手術が主体
   5) 硝子体：混濁・出血　治療➡硝子体手術の適応
2. 明瞭な光の結像がされない状態
   屈折・調節異常：近視，遠視，乱視，老視，調節麻痺，調節痙攣など→眼鏡装用など（老視は40歳前後で，夕刻の眼疲労で気づかれることが多い）
3. 光が正常に認知されない状態
   網膜剥離：網膜が眼底から剥がれた状態➡手術，レーザーなど緊急処置必要

   網膜浮腫：網膜血管の循環障害が原因　糖尿病網膜症など

   網膜炎：Behçet病，フォークト・小柳・原田病，サルコイドーシス，感染症（ウイルス性，結核性，梅毒性）など
4. 視野異常を来す状態
   緑内障：眼圧上昇，眼循環などの問題で視神経が障害（＋）➡眼圧降下薬（点眼薬）

   視神経炎：球後痛，眼球運動痛に引き続く著明な視力低下が特徴．乳頭炎と球後視神経炎に分類→ステロイド使用（点滴➡内服）

   頭蓋内異常：頭蓋内腫瘍，脳梗塞，脳動脈瘤などが原因➡脳外科コンサルト必要

   このようにかすみ目と一言でいっても，多数の眼疾患が考えられ，重篤な疾患も含まれるので，まず眼科受診をおすすめする．

■八味地黄丸と老人性白内障

　老人性白内障について藤平[1]は八味地黄丸が7～8割に有効であると報告している．約3年間のプロスペクティブな臨床経過から，特に初期の白内障の進行抑制に有効だとの報告[2]もある．八味地黄丸とその類方は高齢者の諸疾患に多用されるが，視力に関する症状にも有効例が多く，八味地黄丸は最重要処方である．

■八味地黄丸の投与基準

（厚生省長寿化学総合研究事業の研究班による）

A項目	B項目
①排尿障害（多尿・頻尿・尿利減少・夜間頻尿	①口渇または口乾
②下半身優位の冷えまたは足底の煩熱	②下肢の浮腫
③腰・下肢の疲労脱力・しびれ・疼痛	③精力減退
④小腹不仁または小腹拘急（下腹部の知覚鈍麻や腹力低下）	④視力障害（白内障・眼精疲労・目のかすみ等）
	⑤慢性呼吸症状
	⑥聴覚障害（難聴・耳鳴りなど）

除外項目：胃腸症状を来しやすいもの
判定基準：A項目が2つ以上，またはA項目1つでB項目が2つ以上

■適応病名

　眼疾患の適応病名がついているのはウチダの八味丸Mのみ．（「老人のかすみ目」という適応病名がついている．）

ツムラ八味地黄丸：腎炎・糖尿病・陰萎・坐骨神経痛・腰痛・前立腺肥大症・高血圧など

ツムラ補中益気湯：夏やせ・食欲不振・胃下垂・感冒・痔・脱肛・子宮下垂・陰萎・半身不随・多汗症など

ツムラ苓桂朮甘湯：神経質・めまい・動悸・息切れ・頭痛が適応病名となっているので注意が必要である．

14 視力障害(かすみ目)

■実際の処方例

高齢者で下半身の(特に膝下の)冷えを自覚し,目のかすむ場合.

ウチダの八味丸M　60個　分3　毎食後　※食後服用でも可.

文献

1) 藤平　健：八味丸による老人性白内障の治療.日本東洋医学会誌 24(4)：465-479,1973
2) 窪田靖夫：老人性白内障に対する八味地黄丸の投与成績.基礎と臨床 23(6)：2536-2540,1988

漢 こんなふうに漢方⑭

元気と老化と八味丸

皇孫ならずとも出産が感激的なのは,モノではなく生命の誕生!だから.この生命力を漢方医学では"先天の気"という.先天の気は親からの授かり物であるから補充はできず,上手に使い切ると寿命である.この先天の気は,"腎"(臍の高さ辺りの背部)に宿るという."腎"は腎臓というより副腎や生殖器系の作用を含んだ概念が近そうである."腎"は天寿まで"元気"を守るが,老化とともにその機能低下である"腎虚"も進行しがちである.腎虚証では老化で出現しやすい症候が出現しやすく,聴力障害,呼吸器症状,腰や下肢の痛みやシビレなどの諸愁訴,精力減退,排尿異常などのほか,視力低下(目のぼやけ)も含まれる.実際,かすみ目を来す疾患の多くに八味地黄丸が適応となる.代表的な腎虚所見は少腹不仁(下腹部腹壁の弾力が軟弱)で,腎虚治療(補腎)の代表方剤・八味地黄丸(別名,八味丸,腎気丸)の主要な使用目標である.

八味地黄丸はもちろん経口で服用するが,胃腸虚弱者には向かない.そこで消化器関連の漢方薬を先に用いたり併用することが必要な場合もある.古来,八味地黄丸は丸薬を清酒で服用するとされており,副作用軽減と効果増強に有効である.

なお誕生後の元気は食物を胃腸で消化吸収することにより補充され,これを"後天の気"という.元気な人は,老若を問わず胃腸が丈夫である.

症例1
八味地黄丸は，究極のアンチ・エイジング薬
主治医　犬塚　　央

患　者　68歳女性
主　訴　眼のかすみ
既往歴　17歳 腸閉塞手術，22歳 帝王切開術，52歳 慢性扁桃炎
家族歴　父：胃癌
現病歴　10年前より関節リウマチで当科通院中．3年前より眼のかすみが強くなり遠くが見えにくくなってきた．眼のかすみに対して，某年4月に漢方治療を開始した．

現代医学的所見
身体所見：身長147 cm，体重37 kg，血圧136/76 mmHg，脈拍72/分，体温36.0℃
検査成績：WBC 14,060/μl，Alb 3.3 g/dl，RA 697 U/ml

漢方医学的所見
自覚症状：暑がりで寒がり，足が冷える，冷えると足が疼く，温めると痛みが改善する，食欲がない，便秘あり，頻尿あり，易疲労あり，口が乾く，不眠傾向あり．
脈候：沈，やや実．
舌候：舌質は軽度暗赤色，腫大・歯痕なし，乾湿中等度の薄い白苔あり．
腹候：腹力はやや弱い，心下痞[*1]あり，小腹不仁[*2]あり．

経　過　眼のかすみ，足の冷え，小腹不仁を目標に八味地黄丸（ウチダ八味丸60個　分3毎食後）を処方．2ヵ月後にはボヤッとした感じがなくなり，遠くが見えるようになった．

考　察　八味地黄丸は，①排尿障害，②下半身優位の冷えや足底のほてり，③腰や下肢の脱力・しびれ・疼痛，④精力減退，⑤視力障害，⑥聴覚障害などによく使われる．一言でいえば，加齢に伴う諸症状に対して，非常に幅広く使えるといえる．これは，八味地黄丸が「腎虚」を治療する薬物であるからで

14 視力障害（かすみ目）

ある．（こんなふうに漢方⑭—元気と老化と八味丸，141ページ参照）使用目標は「小腹不仁」といって，臍より下の下腹部の弾力が上腹部に比べると弱い．また下半身(特に膝より下)が冷えているということである．胃腸が弱い場合は使えないが，人参湯を一緒に服用させる，あるいは温めた日本酒で服用させると胃腸障害が起こりにくくなる．「口訣40（21ページ）」

---

*1 質問 心下痞とは？
回答 心窩部に自発的あるいは押した時につかえ感や不快感，痛みなどがあること．押すと抵抗があれば「心下痞鞕」という．
*2 質問 小腹不仁とは？
回答 臍より下の下腹部の知覚低下（あるいは過敏），腹力の低下（腹壁の弾力が上腹部に比べると弱い）がある状態．'腎虚'の徴候で，八味地黄丸の使用目標のひとつ．

症例2
視力障害(調節障害)ある場合,立ちくらみがあれば,苓桂朮甘湯も一考
主治医　貝沼茂三郎

患　者　55歳女性

主　訴　目の焦点が定まらない,視界がもやもやする,息ができない,体が震える

既往歴　31歳 甲状腺機能亢進症,34歳から不安神経症で心療内科に受診している

家族歴　父:胃癌で死亡,母:甲状腺疾患

現病歴　34歳から不安神経症で心療内科に受診していた.44歳時に急に胃のあたりから重苦しい感じが胸に衝きあがって死にそうな気分になった.心療内科ではパニック障害と診断された.西洋薬の治療に対して不安感があり,漢方治療を希望して当科を初診.以後11年間当科に通院している.漢方薬と併用して西洋薬はコンスタン®を服用している.某年2月夜間に体がぞわぞわして,目の前が暗くなりかすんだようになった.コンスタン®を内服しても症状は改善せず,翌日外来受診.目の焦点が定まらないようで視界がもやもやとする,息ができない,体が震える,立ちくらみがある,などの自覚症状があった.

現代医学的所見
身体所見:身長150 cm,体重57 kg,体温36.5℃,血圧131/76 mmHg

検査成績:特記すべき所見なし.

漢方医学的所見
自覚症状:暑がりでも寒がりでもない,首がこる,目が疲れる,目がかすむ,耳鳴がする,動悸がする,物事に驚きやすい,立ちくらみがある,胸がつまる,腹からなにかが衝きあげる,食欲良好,排便・排尿良好.

脈候:やや沈,やや虚.

舌候:舌質は暗赤色,腫大・歯痕[*1]あり,乾燥した白苔をやや

厚く認める.

腹候：腹力中等度，両側腹直筋緊張あり，左胸脇満微結あり，心下悸・臍上悸・臍下悸あり，心下振水音[*2]あり，両臍傍圧痛あり，小腹不仁あり.

経　過　本症例ではすでにツムラ甘麦大棗湯エキスが処方されていたが，これにツムラ苓桂朮甘湯エキスを併用した．少しずつ症状が落ちついたとかと思えたが，4週間後に交通事故に会い，加害者と患者本人との間でもめて患者にストレスがかかり，症状増悪が見られた．8週間後，動悸や息苦しさ，不安感は依然として発作的に出現．立ちくらみも残っていたが，目の焦点が定まらない感じや目のかすみ感は消失した．目のかすみ感には苓桂朮甘湯が有用であったと考えられた．1年後も当科通院中であるが，処方はコタロー柴胡桂枝乾姜湯エキスとツムラ半夏厚朴湯エキスで症状は安定している．

考　察　苓桂朮甘湯は本書「9 めまい」にも登場した方剤で，水毒治療方剤（駆水剤）である．（こんなふうに漢方⑨水っぽい話，101ページ参照）本症例の自覚症状に挙げられた「耳鳴」「動悸」や他覚所見での「歯痕」「心下振水音」は水毒の徴候である．調節障害（視力の）で立ちくらみを伴う時には苓桂朮甘湯が第一選択となる．特に若年者のいわゆる「仮性近視」に応用されることが多い．

---

*1 質問 歯痕とは？
　回答 舌の辺縁に歯型がついている状態．
*2 質問 心下振水音とは？
　回答 心窩部の腹壁を揺すったり叩いたりするとチャポチャポと音がする状態．

使ってみよう！ こんな時には漢方薬

15 冷え性（冷え症）

院内報　2006年10月号

全身の冷え・倦怠感が強い　➡茯苓四逆湯（エキスにないが下記エキスで代用），

特に下半身の冷えが強い
（冷える部分により鑑別）
　腰・大腿部がスースーする　➡ツムラ苓姜朮甘湯（ツムラ118）
　下肢の冷え（特に膝から下）➡ツムラ八味地黄丸（ツムラ7）
　ウチダ八味丸M
　手足の先（手指・足趾）の冷え➡ツムラ当帰四逆加呉茱萸生姜湯（ツムラ38）

1. **茯苓四逆湯**：全身の冷えあり，倦怠感が強い．構成生薬から考えて下記のエキス剤で代用可能「口訣15，口訣26（8ページ），（13ページ）
   ツムラ真武湯　　　｛ツムラ人参湯（ツムラ32）
   （ツムラ30）　　＋｛あるいは，三和附子理中湯（S-09）

2. **苓姜朮甘湯・八味地黄丸（＝八味丸）**
   全身の冷えあるが特に下半身が冷える．
   苓姜朮甘湯：熱薬の乾姜を含む，腰痛などにも使える．
   八味地黄丸：熱薬の附子を含む，腰痛・下肢痛・老人のかすみ目などに応用できる．

3. **当帰四逆加呉茱萸生姜湯**
   手足の先（手指・足趾）が冷たい，しもやけ・レイノー．
   上記1・2・3の方剤で冷えの程度が強い場合は三和加工ブシ末1.5～3.0/日を一緒に服用可能．エキス剤を効果的に使用するには必ず白湯に溶いて温かくして服用すること．

別の一手

ツムラ桃核承気湯（ツムラ61）：冷えのぼせ，足は冷えるが顔は火照る，風呂で温まるとかえってのぼせる（真の冷えではない）．

西洋医学的な発想　冷え　　　　　　　　　　　井村　洋

　「冷えを何とかしてください！」といって，外来受診してこられる方に対して，西洋医学で確立した応え方はない．漢方的アプローチに対抗できる西洋医学アプローチといわれても，「ない」というのが実情である．いわゆる冷え症の"冷え"でないものまで"冷え"を主訴に受診されていることを想定して，"冷え"と決め付ける前に，下肢末梢の知覚障害，下肢末梢の血行障害，下肢の運動障害がないことをチェックする．

　最初に，"冷え"を訴える足と下肢をじっくり視る．靴下を脱いでいただき，足の裏，足の指，指の間，を見る．着目点は，色，皮膚病変の有無である．特に，多量喫煙歴がある場合には，閉塞性動脈硬化症の確認のため，下肢を数分挙上することで暗紫色に変色しないかどうかも見る．

　次に，"冷え"を訴える箇所を触診する．皮膚温を"冷え"を自覚する箇所の左右と上下と比較しながら，ゆっくり確認する．温度の触診では，指腹ではなくⅡ～Ⅳ指の甲側の第3関節が敏感である．片方だけの温度が低下しているような場合には，同側の血行障害の存在を疑う．また，足背動脈と後頸骨動脈の触診をする．脈の減弱・消失時には，上肢との血圧差を比べる．ABI（ankle brachial index）が0.9以下の場合，動脈硬化病変を強く疑う．温痛覚の障害の有無についても確認する．さらに，足や足指の脱力や麻痺の有無を確認する．

　最後に，「寒い日に，足先が白くなっていてしびれ感や冷えが強くなっていませんか？」と，レイノー症状の有無を調べる．可能性があれば，診察室で水につけて再現性をみる．

　これらの診察から，末梢血管障害，運動・知覚障害による"冷え"ならば，西洋医学での診療に移行するが，大半の場合は（特に若い女性では），西洋医学的治療の対象を見出せず，漢方の助けを借りている．

■附子と乾姜

　附子と乾姜は代表的な熱薬である．附子はトリカブトの根を減毒処理したもので，バーナーで燃やすように強く体を温める作用や鎮痛作用がある．附子中毒については「3. 腰痛」（46ページ）を参照．乾姜はショウガから作られ毒性はなく，元気をつける（補気）作用が強い．この2大熱薬である乾姜と附子に甘草を加えた方剤を四逆湯という．四逆湯はエキスにはない．なおツムラ四逆散（ツムラ35）は全く別の薬なので注意．本項に登場した「茯苓四逆湯」は「四逆湯」に，さらに薬用人参と茯苓という補気作用のあるの生薬が加えられている．また，苓姜朮甘湯（ツムラ118）に加工ブシ末を加えると，乾姜・甘草・附子の3味の生薬がはいっているので「四逆湯」の方意（薬方のもつ性質・薬効）に近くなる．「口訣43（22ページ）」

■適応病名

　ツムラ真武湯：慢性腸炎・胃アトニー症・胃下垂症・ネフローゼ・神経衰弱・高血圧症・心臓弁膜症など

　ツムラ人参湯：急性，慢性胃腸カタル・胃アトニー症・胃拡張・悪阻・萎縮腎

　三和附子理中湯：慢性の胃腸カタル・胃アトニー症

　ツムラ苓姜朮甘湯：腰痛・腰の冷え・夜尿症

　ツムラ八味地黄丸：腎炎・糖尿病・坐骨神経痛・腰痛・前立腺肥大・高血圧など

　ウチダの八味丸M：下肢痛・腰痛・しびれなど

　ツムラ当帰四逆加呉茱生姜湯：しもやけ・頭痛・下腹部痛・腰痛

　ツムラ桃核承気湯：月経不順・月経困難症・腰痛・便秘・高血圧の随伴症状など

■実際の処方例

　全身の冷え，倦怠感が強い．入浴してもすぐ体が冷えてしまう場合（入浴そのものも疲れるほど倦怠感が強い）．

　ツムラ真武湯7.5 ＋ 三和附子理中湯4.5 3×毎食前．

漢 こんなふうに漢方⑮

冷え性の三態

　漢方医学的な病態（証）の基本的な分類は「陰証」と「陽証」である．陰証は生体の反応力が低下した病態で，体温産生も不十分なため"冷え性"になりがちである．漢方医学的には冷えを『寒』という．さて，実際の冷え症状は大きく3つに分類できる．

　【全身型】全身的に寒が支配的．すなわち真性の寒で，陰証の冷えである．治療は本項で述べたように，服用することで生体を温める熱薬（附子や乾姜など）を含む方剤を用いる．

　【上熱下寒型】生体を廻る『気』が上方に偏在し，足は冷えるが赤ら顔，という冷えのぼせ状態．風呂やコタツなどの温熱刺激では，かえってのぼせを悪化させるだけで，足は暖まらない．治療には，逆上した気を下方に巡らせる，桂枝を含む方剤が適応である．桃核承気湯は桂枝のほかに血をめぐらせる桃仁なども含み，冷えのぼせの代表的治療薬である．

　【末梢循環不全型】生体を回る「血」が隅々まで回らない「瘀血」病態で，多くは虚証である．治療は当帰を含み虚証に適応となる当帰芍薬散，当帰四逆加呉茱萸生姜湯などが代表的．

　以上の3型は単独で出現するとは限らず，多くは複数が混在する．真性の冷え（寒）による病態では，温めると症状が楽になり，冷やすと悪化することが要点である．

症例1

腰からお尻，太ももの冷えと重だるさは苓姜朮甘湯

主治医　木村　豪雄

症　例　55歳女性

主　訴　腰の冷えと重だるい感じ，右足のしびれ感

既往歴・家族歴　特記すべきことなし

現病歴　某年1月に急に夜眠れなくなった．3カ月後に肩こりと項のこわばりを自覚し，翌月には左手のピリピリするしびれ感や左上肢全体の重だるさを感じたがそのまま放置していた．6月になって腰〜臀部にかけて重だるく，スースーと冷えて辛くなった．また，右下肢にしびれが出現した．夏でも腰にカイロをいれておかないと辛い．9月に当科初診．

西洋医学的所見

身体所見：身長148 cm，体重49.5 kg，血圧130/80 mmHg，心音・呼吸音正常

検査成績：特記すべきことなし

漢方医学的所見

自覚症状：寒がり(熱めの風呂に長く入る，のぼせない)，腰から下が冷えて重たい，腰〜下肢にしびれた感じがある，食欲良好，排便良好，夜間に1〜2回排尿あり

脈候：浮沈間・虚実間

舌候：舌質はやや暗赤色，腫大・歯痕なし，乾燥した白黄苔を中等度認める

腹候：腹力は中等度，腹直筋の緊張・心下痞鞕・臍上悸・両臍傍圧痛あり，小腹不仁[*1]あり

経　過　初診時に，苓姜朮甘湯に附子を加えた苓姜朮甘湯加[*2]附子(煎じ薬)を処方した．1週間後，冷えは変わらないが，夜が少し眠れるようになった．附子を増やして経過をみた．3週間後，腰まわりの冷えはだいぶよいが，動悸がするということで，附子を減らした．7週間後は冷えがだいぶとれており，動悸もない．3カ月後，腰の冷えと右下肢のしびれや

不眠は改善した．肩こりと腰（ウエストの位置）の重さが残ったため，八味地黄丸を併用した．4カ月後（八味地黄丸を併用して1カ月後）真冬（1月）にも関わらず調子はよい．肩こりや腰の重さもとれた．

考察 この症例は，本書の「3 腰痛」の項（46ページ）も参照していただきたい．腰・臀部・大腿部がスースーと冷えて時に重だるいような場合は，苓姜朮甘湯が第一選択である．熱い風呂に入ってものぼせず気持ちがよいとか，夏場でも腰にカイロをあてているような場合は，冷えがとても強いので「附子（エキスなら三和加工ブシ末）」を加える．本症例では，苓姜朮甘湯加附子で，不眠や右下肢のしびれ感がとれた．また，最後に残った症状（肩こりと腰の重さ）に対して，腹候で小腹不仁があったことより八味地黄丸を併用し効果があった．八味地黄丸は肩こりに対してしばしば奏効することがある．（「17 肩関節周囲炎」，162ページ参照）

「冷え」は，さまざまな症状を引きおこす「諸悪の根源」であるが，漢方医学は「冷え」という生体の病的なアンバランスに対してアプローチできるところがすばらしい．「口訣9（5ページ）」

---

*1 **質問** 小腹不仁とは？
　回答 臍以下の知覚鈍麻（あるいは過敏）．下腹部の腹隆の弾力が上腹部に比べて低下している状態．八味地黄丸の使用目標のひとつ．

*2 **質問** 加（か）とは？
　回答 加えるということ．苓姜朮甘湯加附子（りょうきょうじゅつかんとうかぶし）というのは苓姜朮甘湯に附子を加えるという意味である．

症例2
四肢末梢型の冷えは，血の巡りの改善から

主治医　堀江　延和

患　者　50歳女性
主　訴　四肢末梢の冷え，手指の湿疹
既往歴　10歳　虫垂切除術
家族歴　父：脳梗塞で死亡
現病歴　45歳頃から手指に湿疹が出現し近医皮膚科で加療中であった．1年前から食品関係の職場になり，水周りの仕事やアルコール消毒の機会が増え，手足が冷えて湿疹が悪化．爪周囲炎も起こし，抗生剤を投与されているが，一向に改善しない．某年6月，当科初診．

現代医学的所見

身体所見：身長157.2 cm，体重44 kg．意識清明．胸部聴打診上異常なし．腹部平坦，軟．四肢末梢が非常に冷たい．

漢方医学的所見

自覚症状：四肢末梢の冷えが強い．しもやけができやすい．
脈候：やや沈，虚，小．
舌候：暗赤色，腫大・歯痕軽度あり，やや湿った白苔がある
腹候：腹力軟，心下痞鞕・心下悸・臍上悸・胃部振水音・両鼠径部に圧痛あり．

経　過　四肢末梢の冷えが著明で，しもやけもできやすいことから，ツムラ当帰四逆加呉茱萸生姜湯エキス 7.5 3×毎食前投与．皮膚科での治療は続行した．1か月後，指の色が紫色だったのが赤みを帯びるようになり，指先まで温かくなった．爪周囲の腫れはおさまり，湿疹も少しずつ軽快した．現在も治療継続中．

考　察　冷え症の中でも四肢末梢が冷えるタイプには，'当帰'の入った当帰芍薬散や当帰四逆加呉茱萸生姜湯を使用することが多い．このようなタイプの冷え症は「瘀血」病態で多くは虚症である．しかし同じ「瘀血」病態でも，脈も力強く，

腹部も充実しており，顔があから顔でほてりやのぼせが強く，そのくせ足が冷えるといった，「冷えのぼせ」タイプの冷え症（真の冷えではない）には桃核承気湯を使う．「肉顔」[*1]で便秘があれば桃核承気湯が有効であることが多い．ちなみに，当帰芍薬散が有効な場合は「果物顔」[*2]であることが多い．

[*1, 2] **質問**「肉顔」および「果物顔」とは？
回答 いずれも小倉重成先生の造語．「肉顔」というのは肉類をたくさん食べると顔の皮膚が赤茶色になったり，吹き出物が出てクレーター顔みたいになりやすいという意味．「果物顔」の人は血色が悪く，少し黄色い顔色をしている．果物のような生ものは体を冷やす性質があり，果物をたくさん食べているとそういう寒そうな顔色になるという意味．「口訣4（3ページ）」

使ってみよう！ こんな時には漢方薬

16 排尿障害

院内報 2006年11月号

膀胱炎・排尿痛・血尿・残尿感 ➡ ツムラ猪苓湯（ちょれいとう）（ツムラ40）
前立腺肥大症・頻尿　　　　　 ➡ ツムラ八味地黄丸（はちみじおうがん）
　　　　　　　　　　　　　　　　　　（ツムラ7）
　　　　　　　　　　　　　　　ウチダの八味丸（はちみがん）M
神経因性膀胱（排尿痛・残尿感）➡ ツムラ清心蓮子飲（せいしんれんしいん）
　　　　　　　　　　　　　　　　　　（ツムラ111）

---

1. 猪苓湯

下腹部あたりに熱候がある（触診で下腹部が上に比べて少し温かい，陰部の熱感），膀胱炎のファーストチョイス

次の一手

竜胆瀉肝湯（りゅうたんしゃかんとう）➡ コタロー竜胆瀉肝湯（N76）
　　　　　　　　　　　　　　　　　ツムラ竜胆瀉肝湯（ツムラ76）

猪苓湯より熱候（排尿時灼熱感・陰部熱感など）が強い時

2. 八味地黄丸・八味丸

下半身（特に膝から下）の冷え，時に足底のほてりを伴う，高齢者の頻尿，前立腺肥大症などの遷延尿，夜間頻尿に効果あり

似た処方

牛車腎気丸（ごしゃじんきがん）➡ 八味地黄丸に似ているが下腿の浮腫が強い

3. 清心蓮子飲

神経過敏な頻尿　尿意切迫（八味地黄丸の適応に見えるが，胃腸が弱くて用いられない時にも考慮される）

西洋医学的な発想　排尿障害

中島　雄一

排尿障害を来す疾患（前立腺肥大症と神経因性膀胱）

1．前立腺肥大症：前立腺の尿道周囲と移行領域の腺性および線維筋性組織の両方が徐々に増大し尿道を圧迫する疾患．70歳以上では70％に組織学的前立腺肥大症が生じ，その内40％以上に膀胱出口部閉塞の症状が出現し，さらに年齢が上がるとほとんど普遍的となる．

■症状

閉塞症状：遷延性排尿（排尿までに時間がかかる），尿線細小，苒延性排尿（排尿時間がかかる），尿線の途絶，終末時滴下，残尿

刺激症状：頻尿，夜間頻尿，切迫性頻尿，切迫性尿失禁

■治療

薬物療法：第一選択

1）α-受容体遮断剤（ハルナール®，フリバス®，アビショット®，ユリーフ®）
2）前立腺様剤（エビプロスタット®，セルニルトン®）

手術：薬物療法で効果（－）

1）経尿道的前立腺切除術（内視鏡的に前立腺を切除）
　　TUR-P（Transurethral Resection of Prostate）
2）被膜下前立腺摘除術

その他

①バルーン拡張術，②尿道ステント，③レーザー，④温熱療法，⑤高温度療法

2．神経因性膀胱：何らかの原因で膀胱の神経機構がおかされ排尿障害を来す疾患

■原因疾患　代表的な疾患

①脊髄損傷（切迫性尿失禁あり），②脳血管障害（切迫性尿失禁あり），③糖尿病（尿閉あり）

■**治療**

1. 高圧膀胱による切迫性尿失禁を伴う場合
 ➡膀胱尿管逆流症の予防も含めて膀胱内圧の低下をはかる（ただし膀胱内圧低下に伴う残尿発生時は無菌的間歇導尿が必要）
2. 膀胱内圧低下による尿閉状態の場合
 ➡無菌的間歇導尿 or 尿道抵抗を低下させ膀胱平滑筋を刺激する薬物療法
   ①抗コリン剤（膀胱内圧の低下）（バップフォー®，ポラキス®，ベシケア®）
   ②低緊張膀胱の刺激剤（ブラダロン®）
   ③無菌間歇導尿（CIC）
   ④ α-受容体遮断剤（エブランチル®のみ神経因性膀胱の適応）
   ⑤膀胱内圧の上昇（ウブレチド®）
   前立腺肥大症と神経因性膀胱両疾患が合併していることも多く注意が必要．

■**実際の処方例**

急性・慢性膀胱炎で下腹部が熱っぽく感じたら，
   ツムラ猪苓湯 7.5 3×毎食前
予防投与の場合
   ツムラ猪苓湯 2.5 1×眠前

※長期に尿道カテーテルを留置したり，寝たきりなどで尿路感染症を繰り返す患者に，平素から猪苓湯を投与していれば，尿路感染症をかなり予防することが可能．

※検査上は膀胱炎ではなくても，膀胱炎様症状にも使える．尿路結石や腎炎など血尿を伴う疾患にも用いることがある．

■**適応病名**

ツムラ猪苓湯：尿道炎・腎臓炎・腎結石症・淋疾・排尿痛・血尿・残尿感

ツムラ八味地黄丸：腎炎・膀胱カタル・前立腺肥大

ウチダの八味丸M：排尿困難・頻尿・むくみ

ツムラ清心蓮子飲：残尿感・頻尿・排尿痛
コタロー竜胆瀉肝湯：尿道炎・膀胱カタル
ツムラ竜胆瀉肝湯：排尿痛・残尿感・尿の濁り

　排尿障害を来す疾患にはさまざまなものがある．漢方医学的には，熱（＝炎症）を伴う病態か，寒（＝冷え）を伴う病態かで選ぶ方剤が違ってくる．猪苓湯の構成生薬には「滑石」が含まれている．「滑石」の薬性は寒，すなわち熱を冷ますと共に，通りを滑らかにするといわれ，下腹部の熱症状としての排尿痛，血尿，残尿感を軽減させる．一方，八味地黄丸や牛車腎気丸は薬性が熱（生体を温める）である附子や桂枝を含み，冷えると症状が悪化する排尿異常や老化に伴う排尿異常に使われる．こちらは寒を伴う病態に使用する．「口訣21（11ページ，図1）」

漢 こんなふうに漢方⑯

腹を探って決め手にしよう

　漢方医学では診察を四つに分類し，目で見る望診では舌診が独特，聞診は聴力と嗅覚による診察，問診は現代医学と同じ，切診は触診（脈診と腹診が独特）である．これら望聞問切の診察法を四診という．また体幹を三つ（三焦）に分け，剣状突起付近から上が上焦，剣状突起〜臍高は中焦，臍以下の下焦には漢方医学的な腎と膀胱がある．腹診では腹力つまり腹壁の緊張が大切で，弾力が強ければ実証（生体反応が充実した病態），弱ければ虚証の判断材料となる．今回の対象は見方によると下焦が中心で，下焦の熱つまり下腹部の自他覚な熱候には猪苓湯，下焦の腹力が弱く下半身に冷えがあれば八味地黄丸が代表的な治療薬である．ちなみに人参湯の適応症（証）では，心窩部に按圧時の抵抗や圧痛（心下痞鞕）があり冷たいことが多く，虚弱な人の胃腸障害や呼吸器疾患に応用される．

　（八味地黄丸と腎虚：「こんなふうに漢方」⑭，141ページ参照）

症例1
下腹部の熱感に猪苓湯

主治医　犬塚　央

患　者　63歳女性

主　訴　頻尿

現病歴　12年前より高血圧，肝障害，肩こり，下肢痛などで当科通院中であったが，某年4月下旬より頻尿が出現．昼夜を問わず尿意がある．市販薬（ハルンケア®）を服用したが全く改善しなかった．尿意を催してトイレに行くが間に合わずに粗相をしてしまうことがある．排尿痛や残尿感はなく，肉眼的血尿も認めなかった．翌5月より，頻尿に対しての漢方治療を開始した．

既往歴　40歳くも膜下出血，56歳アルコール性肝障害，63歳腰部脊柱管狭窄症

家族歴　父：膵癌

西洋医学的所見

身体所見：身長155 cm，体重57 kg，血圧131/72 mmHg，脈拍72/分，体温36.0℃

検査成績：検尿 特記すべき所見なし，AST 49 U/l，γ-GTP 251 IU/l，尿酸5.8 mg/dl

漢方医学的所見

自覚症状：暑がりで寒がり，足が冷える，温めると痛みが改善する，易疲感あり，下痢と便秘を繰り返す，頻尿あり，不眠傾向あり．

脈候：浮沈間，やや弱，大小中間．

舌候：舌質は暗赤色，腫大・歯痕なし，湿潤した厚い白黄苔に覆われる．

腹候：腹力中等度，心下痞[*1]あり，小腹不仁[*2]あり，下腹部に軽い熱感を触知する．

経　過　頻尿と下腹部の軽い熱感を目標に，猪苓湯（煎じ薬3×）を処方．2週後には頻尿はいくらか良い状態となった．

尿回数は多いが、トイレが間に合わないことはなくなった。4週後には、自覚症状がかなり改善し、尿回数も減り、日常生活に支障がなくなった。

考 察 この症例は、おそらく脳血管障害後遺症に伴う神経因性膀胱であり、膀胱が非常にイリタブル（過敏）な状態になっていたものと推測できる。猪苓湯は下焦の熱[*3]に用いるとされ、急性・慢性膀胱炎のファーストチョイスであるが、検査上は膀胱炎でなくても、膀胱炎様症状にも有効である。また、再発を繰り返すような場合は、平素より猪苓湯を1日に1～2回予防的に投与すると再発防止効果がある。鑑別処方としては、神経過敏な頻尿に使用する清心蓮子飲が挙げられる。この症例では、下腹部に熱感を認めており、この所見が猪苓湯を使用する決め手となった。熱感が非常に強い場合は、竜胆瀉肝湯を選択する。

[*1] 質問 心下痞とは？
　回答 心窩部を圧しても抵抗はないが、自覚的な痞え感がある状態。

[*2] 質問 小腹不仁とは？
　回答 上腹部に比べて臍以下の部分の知覚鈍麻（あるいは知覚過敏）がある。または上腹部に比べて臍以下の部分の腹力（腹壁の弾力）が弱い。

[*3] 質問 下焦の熱とは？
　回答 漢方医学では体幹を3つ（三焦）に分ける。およそ剣状突起付近から上を上焦、剣状突起から臍高は中焦、臍以下は下焦という。下焦には漢方医学的な「腎」と「膀胱」がある。

　下焦の熱、つまり下腹部の自他覚的な熱候は猪苓湯の使用目標である。

症例2
一粒で4度おいしい，八味地黄丸

主治医　矢野　博美

患　者　78歳男性
主　訴　夜間頻尿
既往歴　40歳 高血圧，74歳 胃潰瘍
家族歴　両親とも高血圧，脳血管障害で死亡
現病歴　2・3年前より尿線が細くなる，尿が気持ちよく出ない，頻尿などの排尿障害が出現し，泌尿器科で前立腺肥大症の診断を受けた．西洋薬での治療を受けたが症状は改善しなかった．昼夜とも頻尿傾向があり，特に夜間は多い時で10回ほどの頻尿がある．また高血圧症があり，降圧剤の投与を受けている．

西洋医学的所見
身体所見：身長160 cm，体重59.6 kg，血圧188/94 mmHg．胸部聴打診上異常なし，腹部で腫瘤を触知せず，浮腫認めず．
検査成績：特記すべき所見なし．

漢方医学的所見
自覚症状：寒がり，足が冷える，腰・膝が痛い．
脈候：沈・虚実間．
舌候：舌質は淡紅色，歯痕軽度あり，やや乾燥した白苔を少し認める．
腹候：腹力は中等度より少し弱い，軽い心下痞[*1]あり，小腹不仁[*2]あり，右臍傍圧痛あり．

経　過　ツムラ八味地黄丸エキス 7.5 分3毎食前を処方する．腹力が少し弱かったことや心下痞があったことより，八味地黄丸で消化器症状がでることを心配したが，2週後再来時には下痢・食欲不振などの消化器症状は見られなかった．頻尿の状態は変化なかったが，下半身の冷え症状が若干軽くなっていたため，そのまま，同処方を継続した．4週後，夜間尿は1，2回と劇的に改善．3ヵ月後，腰痛，膝の痛みが楽になり歩

くのに調子よい．コントロール不良で高かった血圧も 130〜150/80〜90 mmHg と安定した．

考　察　八味地黄丸は下半身の冷えを伴うトラブル（腰痛，膝痛，下肢痛，下肢のむくみなど）や加齢に伴うさまざまな症状や症候（白内障，皮膚の乾燥やかゆみなど）に応用されるが，胃腸の弱い人は，下痢などの消化器症状が出現することがあるので注意が必要である．八味地黄丸は下腹部の腹力が弱いことが使用目標になるが，上腹部までも腹力が弱く，舌苔がほとんどないような場合は八味地黄丸が使いにくいことが多い．心窩部の抵抗や圧痛が強い場合は人参湯を一緒に服用させると良い場合がある．（こんなふうに漢方⑯ 腹を探って決め手にしよう，157 ページ）

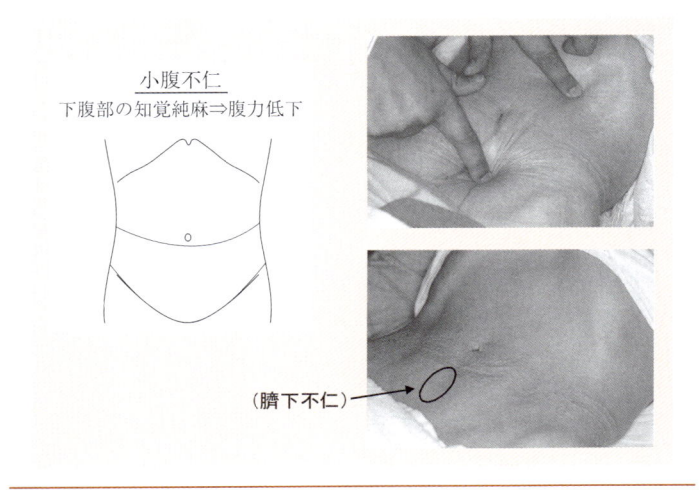

小腹不仁
下腹部の知覚純麻⇒腹力低下

（臍下不仁）

*1 質問　心下痞とは？
　　回答　心窩部の自覚的な痞え感
*2 質問　小腹不仁とは？
　　回答　上腹部に比べて臍以下の部分の知覚鈍麻（あるいは知覚過敏）がある．または上腹部に比べて，臍以下の部分の腹力（腹壁の弾力）が弱い．八味地黄丸や牛車腎気丸の使用目標となる．

使ってみよう！ こんな時には漢方薬

17 肩関節周囲炎

院内報 2006年12月号

項のこわばりを伴う肩こり ➡ ツムラ葛根湯（ツムラ1）
下半身特に膝から下の冷えを伴う ➡ ツムラ八味地黄丸（ツムラ7）
ウチダの八味丸M
側頸部から肩にかけて凝る ➡ ツムラ小柴胡湯（ツムラ9）とその類方（柴胡剤）

---

1. 葛根湯

項のこわばり，脊椎棘突起の両側を中心とした凝りや痛みを伴う首～肩の凝りや痛み

似た処方

桂枝加葛根湯 ➡ 項のこわばりがあるが葛根湯では胃に障る場合

2. 八味地黄丸・八味丸

下半身（特に膝から下）の冷え，時に足底のほてりを伴う肩痛
高齢者の肩関節周囲炎に多い
葛根湯，桂枝加葛根湯，八味地黄丸 ➡ 冷えが強ければ加工ブシ末1.5～3.0/day併用

3. 小柴胡湯とその類方（柴胡剤）➡ 側頸部から肩にかけてのこり→首を回しにくい

代表的柴胡剤5処方の特徴を165ページの図にまとめた

西洋医学的な発想　肩関節周囲炎　　　　城野　修

■定義・病態

未だに統一された定義や診断基準はない．中年以降で，明らかな外傷のエピソードなく発症する(夜間に強い)安静時肩痛と運動制限を主徴とする症候群といえよう．他の疾患は除外されなければならないが，特に腱板損傷に関しては，肩関節周囲炎の主要な原因の一つとも考えられ，なかなかどこまで検査してどこまで除外するかは実際の臨床においては難しい問題である．病態的には肩関節を構成する軟部組織（腱板や上腕二頭筋腱，肩峰下滑液包など）の加齢性退行変性を基盤とし，これらの微小損傷などにより惹起された炎症が関節包に波及し，関節包の慢性炎症（血管新生，細胞浸潤，浮腫さらには線維化，肥厚）を生じた状態といえる．

■治療

痛みを和らげること，拘縮を防ぐことが主体となる．

①薬物療法

a) 非ステロイド鎮痛消炎剤：投与期間が長いためエトドラクなど安全性の高い（腎障害や胃腸障害の出にくい）ものを使うが，急性期や疼痛の激しい例ではより鎮痛消炎効果の強いものを用いるか，就寝前などにボルタレン®坐薬などを屯用で処方する．

b) ノイロトロピン®：a) と併用可能な鎮痛剤で効果は実感しにくいが，副作用も少ない．

c) 筋弛緩剤：テルネリン®，ミオナール® etc.

d) 睡眠剤・抗不安剤・抗うつ剤：睡眠障害のある例では，マイスリー®やデパス®などを併用し，慢性例で不定愁訴やうつ傾向の強い例にはSSRIなどを処方することもある．

②関節注射：何（ヒアルロン酸 and/or 局麻 and/or ステロイド）を，どこ（関節内または肩峰下滑液包内）に打つかは，

医師によりさまざま．ステロイドは頻用しない．
③運動療法：拘縮予防や生理的求心性関節運動を目的とするが，疼痛を増幅させない範囲で行うことが肝要．疼痛の強い時期に無理に行うと，非生理的な運動により新たなる損傷を生じ，かえって治癒が遷延しまう恐れがある．振り子体操，扇子運動，滑車運動の指導など．
④物理療法：疼痛や筋緊張緩和を目的とした温熱療法（マイクロ波，ホットパック，入浴 etc）が主体．電子レンジで加温する型のホットパックも約1万円で市販されている．
⑤手術：最終的に凍結肩（不可逆性の強い拘縮）となってしまった例では鏡視下授動術などの手術が適応となることもあるが，そのような例は多くない．当院では外来リハビリテーションをやっていないし，実際は NSAIDs とノイロトロピン®を処方して，1〜2週間に1回関節注射（ヒアルロン酸＋カルボカイン®）するくらいであろうか．

漢 こんなふうに漢方⑰

全身状態を診てチャングムを目指す

どんな病気も漢方医学的な病態(証)を判定して治療するのが漢方流．その基本は冷え(寒)が主体の病態つまり陰証か，熱が主体あるいは寒の乏しい陽証か，である．肩に限らず痛みでも，気温の下がる夜や冷えで悪化し温めると改善する時は寒が存在し，多くは陰証．その治療には熱薬（服用により体を温める）で鎮痛効果のある附子を用いる．本項で登場の漢方製剤中，八味地黄丸には附子を含み，葛根湯や桂枝加葛根湯にもしばしば附子を加えて用いる．

次いで大切なのは虚実，つまり生体反応の充実度．主に脈や腹壁の緊張度で判定する．葛根湯は実，桂枝加葛根湯は虚，八味地黄丸は少し虚，柴胡剤は方剤により虚から実までを使い分ける．最後の鑑別には前回も触れた腹部所見が大いに役立つ．腹力は虚実判定の重要な参考となり，冷たければ陰証の可能性がある．経験的に適応方剤と相関する腹部の特異的所見も，臨床上は便利である．腹を診て肩を治すの弁 !?

17 肩関節周囲炎

主な柴胡剤とその使い方

	方剤	腹候	腹力	特徴・応用
実 ↕ 虚	大柴胡湯		強	実，便秘
	柴胡加竜骨牡蠣湯		少し強い	実～やや実 便秘傾向 易驚・不快な夢
	小柴胡湯		中等	口苦・悪心 肩背・頚項強 手足煩熱
	柴胡桂枝湯		やや弱	小柴胡湯＋桂枝湯 上半身に汗が多い
	柴胡桂枝乾姜湯		弱 陥凹傾向	頭汗・盗汗 冷え軽度・唇口乾燥 易驚・不快な夢

腹部所見の大要

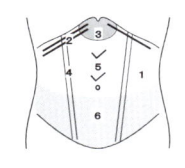

1. 腹力：強いと実
   腹壁の弾力・緊張
2. 胸脇苦満：柴胡剤の目標
   悸肋下圧迫時の抵抗・圧痛
3. 心下痞鞕：心窩部の抵抗・圧痛
4. 腹直筋の攣急：腹直筋のツッパリ
5. 心下・臍上悸：動脈の拍動を触知
6. 小腹不仁：下腹部の腹力弱
   八味地黄丸の使用目標

■実際の処方例

後頚部（項）から背部にかけての凝り．
胃腸が強い場合：ツムラ葛根湯 7.5 3×毎食前
胃腸が弱い場合で冷えがある（温めると症状が緩和される）．
東洋桂枝加葛根湯 6.0 ＋ 三和加工ブシ末 1.5 3×毎食前．

■適応病名

ツムラ葛根湯，東洋桂枝加葛根湯，大柴胡湯（ツムラ，クラシエ，コタロー）には「肩こり」の適応病名あり．それ以外の方剤には肩関節周囲炎や肩こりに関連する適応病名がなく，注意．今回紹介していないが，むくみやすい人（水毒傾向あり）の肩関節周囲炎に使用する二朮湯（ツムラ 88）には「五十肩」の適応病名あり．

症例1
胃腸虚弱者の項背部のこりには，桂枝加葛根湯

主治医　堀江　延和

患　者　41歳女性
主　訴　首と肩のこり，頭痛
既往歴　20歳 交通事故で左腎・脾臓摘出　38歳 線維腺腫摘出術
家族歴　父：脳出血で死亡
現病歴　10年来の頭痛で悩まされている．今までは呉茱萸湯で頭痛は改善していた．しかし最近同処方が効かなくなってきた．項背部のこりがひどく，肩周辺や腕も痛くて動かしにくい時がある．首から肩や背中，頭全体が重く圧迫されるような痛みがある．毎日鎮痛剤の内服が必要となったため，某年8月漢方治療開始．

西洋医学的所見
身体所見：身長146.6 cm，体重49 kg．
神経学所見に異常なし．
検査成績：特記すべき所見なし．

漢方医学的所見
自覚症状：寒がり，胃腸が弱い，軽く発汗がある．
脈候：やや浮，虚．
舌候：舌質は暗赤色，腫大・歯痕なし，乾燥した微白苔を認める．
腹候：腹力中等度で両臍傍圧痛・小腹不仁あり．

経　過　受診時，東洋桂枝加葛根湯エキスを即時服用後，首と肩の痛み，頭痛が若干軽減したため，同処方を継続内服とした．4週後再診，項背部のこわばりがとれて楽になった．軽い頭痛が1週間に1回程度あるのみで鎮痛剤が不要となった．漢方薬は継続している．

考　察　桂枝加葛根湯は，項背部のこわばりがあるが，葛根湯では胃に障る場合に使用する．本症例では，首筋から項背中

にかけてこわばり，発汗が見られたこと，脈候ではやや浮・虚であったことから，やや虚弱体質であろうと考え，桂枝加葛根湯を選択した．

項背部のこりは，急性熱性疾患の初期（太陽病）で出現しやすいが，特に症状が強ければ葛根湯が治療薬として代表的である．これを非熱性，慢性的な病態にも応用し，肩こりに葛根湯が頻用される．しかし，葛根湯は実証（生体反応が強い病態）向きであり，本症例のように胃腸が弱く，脈の緊張も弱い場合は桂枝加葛根湯が適応となる．冷えが強く温めると痛みが緩和されるようならば，加工ブシ末を加える．

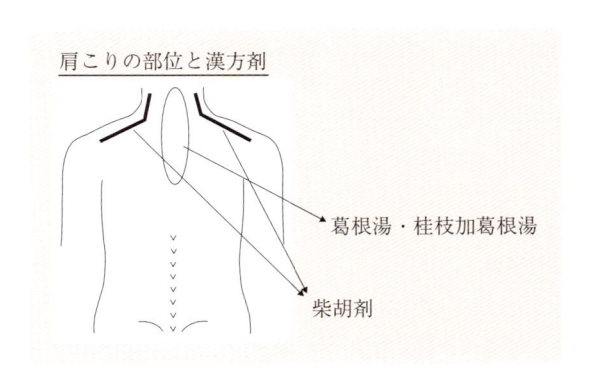

肩こりの部位と漢方剤

葛根湯・桂枝加葛根湯

柴胡剤

症例2
肩がこって，首が回らなくなったら，柴胡剤！

主治医　田原　英一

患　者　40歳女性

主　訴　左肩のこりと痛み，左肩から側頸部にかけて重だるく首が回りにくくなる

既往歴　10歳 右眼球摘出（外傷）25歳 子宮ポリープ 30歳 乳頭下腫瘍（良性）35歳 左母指腫瘍（良性）

家族歴　父：食道癌で死亡，母：糖尿病

現病歴　35歳頃から左肩こりが強くなった．ひどくなると肩から頸部にかけて重だるく首が回りにくくなる．仕事でパソコンに向かっていると，こりと痛みが悪化する．帰宅すると症状が和らぐ．入浴などで温めてもあるいはクーラーなどで冷やしても症状に変化なく，天候にも関係ない．便秘になると肩こりが悪化するようだ．漢方治療を希望して某年9月に当科受診．

西洋医学的所見

身体所見：身長164.4 cm，体重61.7 kg，体温37.2℃，血圧122/74 mmHg，脈拍70/分（整）．

神経学的所見に異常なし．

検査成績：血液・尿検査に特記すべき所見なし，頸椎X線所見変形なし，SDS 47，STAI 状態不安 54，特性不安 56（状態不安・特性不安ともに非常に高い）．

漢方医学的所見

自覚症状：暑がり，夕方になると熱っぽい，なんとなく落ち着きがない，食欲がありすぎてつい食べ過ぎる，便がすっきり出ない，よく夢をみる，胸やけしやすい，腹がはることがある，左肩がこる．

脈候：沈，虚実中間．

舌候：舌質はやや暗赤色，軽度腫大あり，歯痕あり，乾燥した白苔を薄く認める．

腹候：腹力は中等度よりやや強い，強い胸脇苦満[*1]あり（右＞左），上腹部中心に腹直筋緊張あり，両側臍傍圧痛あり，小腹不仁あり．

経　過　暑がりで明らかな冷えはないので陽証である．陽証の中でも「胸やけしやすい」「夕方になると熱っぽい」など少陽病期[*2]を思わせる所見があった．便秘があることや腹部の所見（腹力が比較的強いことや胸脇苦満がはっきりしていること）より大柴胡湯（煎じ薬）を選択した．11日後，腹が張る感じがなくなった，便は2日に1回出る．同処方を継続した．25日後，排便が毎日あり，左肩こりはVASで治療前10/10 cm → 4/10 cmまで改善した．7週間後，肩こりを忘れるほどになった．2ヵ月後には肩こりはほとんどない状態となった．現在は花粉症が気になるなどで当科受診を継続中である．

考　察　側頸部から肩にかけての痛みやこりは，柴胡という生薬を含んだ柴胡剤が適応になることが多い．柴胡剤には疾病に対しての生体反応が強い時（実証）に使用する大柴胡湯から，弱い時（虚証）に使用する柴胡桂枝乾姜湯まで数種類あり，虚実によって使い分ける．本症例では，冷えがなく，便秘があり，腹力が強く，胸脇苦満がはっきりしていることより，実証に適応となる大柴胡湯を選択した．また，本症例は心理テストからみてもストレスフルな状態であったと考えられるが，柴胡剤はストレスからくる肩こりにも有効なことが多い．

[*1] 質問　胸脇苦満とは？
　　 回答　悸肋部の自他覚的な抵抗・圧痛．柴胡剤の使用目標．
[*2] 質問　少陽病期とは？
　　 回答　漢方医学的には病気はまず皮膚表面から入り，次第に体の内部に進んでいくと考えられている．（こんなふうに漢方⑤　病気の旅路，67ページ）病気が消化管に入りこんできた時期（半表半裏に進んできた時期）を少陽病期という．この時には消化器症状があったり，夕方に微熱が出たりすることがあり，柴胡剤が適応となる．

使ってみよう！ こんな時には漢方薬

18 口内炎

院内報　2007年1月号

熱のふけさめ・hot flash　➡ツムラ加味逍遙散（ツムラ24）
のぼせ・ほてり感　　　　➡ツムラ黄連解毒湯（ツムラ15）
　　　　　　　　　　　　　コタロー黄連解毒湯カプセル（NC15）
腹鳴（腸蠕動音亢進）　　➡甘草瀉心湯（煎じ薬）
　エキスでの応用＝クラシエ甘草湯（1/3量）＋ツムラ半夏瀉心湯

---

1. **加味逍遥散**：かっと熱くなって発汗し，すっと引く（熱のふけさめ），"hot flash"

2. **黄連解毒湯**：顔ののぼせ，ほてり感が強い，赤黒い顔色（熱がこもったような），下腹部の深い部分に横断的な圧痛あり．「口訣24，27（12ページ）」
   熱候が強い時は冷服*する，うがい薬としても使用可，「熱」をさます薬なので冷え性・虚弱者には使用不可．
   おまけ：宿酔防止に有効！　飲酒前に服用する（お酒を飲むと体がほてりますよね！）

3. **甘草瀉心湯**
   エキスでの応用（1回分）＝甘草湯（クラシエ No. 401）1包（＝2.0）の1/3量を使用＋半夏瀉心湯（ツムラ14）1包（＝2.5）
   Behçet病や歯科口腔外科領域の放射線照射後の潰瘍に有効との報告あり

---

* 質問　冷服とはどのような意味ですか？
　回答　薬を冷やして服用すること．漢方薬は原則として温めて服用（温服）したほうが有効だが，吐き気のあるときはかえって嘔吐を誘発したり，また出血時や熱症状が強いときには熱を助長するため，しばしば冷服として用いる．

西洋医学的な発想　口内炎

樋口　惣

　口内炎とは：口腔粘膜に現れる炎症病変はすべて口内炎であるといえるが，通常，口内炎といえば再発性アフタを指すことが多い．

1．再発性アフタ

　口腔粘膜病変のなかで最も高頻度．明確な原因は不明．違和感～軽度疼痛を伴う小赤斑をもって始まり，完成したアフタは3～5 mm 程度の類円形の浅い潰瘍で，周辺に紅暈を認める．しばしば再発あり．

　治療：①副腎皮質ホルモン軟膏の塗布（ケナログ®，デキサルチン®軟膏）

　　　　②多発性の場合は，副腎皮質ホルモン含嗽（ケナコルト含嗽：蒸留水 500 ml＋ケナコルト® 50 mg 毎食後含嗽）

2．口腔扁平苔癬

　原因不明．口腔粘膜にレース状の白斑．両側の頬粘膜，下唇，舌背に多発する傾向あり．40歳以上の女性に多い．

　治療：上記②の含嗽

3．褥瘡性潰瘍

　慢性的な外傷性刺激によって生じる．潰瘍の外形は原因となった刺激物（義歯やう歯の鋭縁など）の形に一致する．

　治療：原因の除去（義歯の調整，歯牙や補綴物の鋭縁の削合・研磨）上記①の塗布

4．疱疹性口内炎（ヘルペス性口内炎）

　単純疱疹ウイルスの初感染により発症する．感冒様症状が先行．小水疱が破れて口内炎形成．

　治療：抗ウイルス薬（ゾビラックス®，小児であればアストリックドライシロップ®など）の投与．口内炎の痛みが強いときは①，②が有効である．

5．放射線性口内炎

放射線治療により発症する．強い接触痛と灼熱感あり．易出血性．放射線障害により唾液分泌障害を起こすと口腔乾燥状態となり，自浄作用が困難となり口内炎が悪化する．

治療：含嗽，アイスボールを口に含む．

含嗽剤：蒸留水 500 ml＋キシロカイン液 4％ 4 ml＋ハチアズレ®含嗽 12 g＋ケナコルト® 50 mg

アイスボール：蒸留水 500 ml＋ハチアズレ®含嗽 12 g＋ケナコルト® 50 mg（凍らせる）

治療は副腎皮質ホルモン剤の局所応用が中心　長期間使用注意！（カンジダ症発症）

塗布や含嗽が困難な場合→サルコート®（副腎皮質ホルモンの噴霧剤）

治療をしても改善しないときは，悪性を疑い生検を行ったほうが良い．

■漢方のうがい薬

使用方法：エキス剤を適量の白湯に溶かして口中に含む．その後に飲みこんでもよい．

①甘草湯（クラシエ No.401）：痛くて食事ができないような口内炎に使用，咽・喉頭痛にも使用可
②桔梗湯（ツムラ 138）：化膿傾向の強い口内炎，咽喉・扁桃炎，嚥下痛に使用
③立効散（ツムラ 110）：痛みが強い場合使用（歯肉炎にも有効）

甘草含有量➡甘草湯エキス 1 包中約 2.6 g（多い）

　　　　　　桔梗湯エキス 1 包中 1 g（やや多い）

　　　　➡偽アルドステロン症を防ぐため，飲みこまなくても可．

■実際の処方例

加味逍遥散　7.5　3×　毎食前
　　桔梗湯　5.0　2×　口に含む
半夏瀉心湯　7.5（3包）
　　甘草湯　2.0（1包）（混ぜる）3×　毎食前

■適応病名

本項に登場した方剤の適応病名（代表的なものを抜粋）
ツムラ加味逍遙散：冷え症・月経不順・月経困難・更年期障害
ツムラ黄連解毒湯：喀血・吐血・下血・高血圧・胃炎・皮膚
　　　　　　　　　瘙痒症・心悸亢進
コタロー黄連解毒湯カプセル：胃炎・不眠症・動悸・鼻出血・
　　　　　　　　　　　　　　二日酔い
クラシエ甘草湯：激しい咳・咽喉痛の緩解
ツムラ半夏瀉心湯：口内炎・消化不良・神経性胃炎
ツムラ桔梗湯：扁桃炎・扁桃周囲炎
ツムラ立効散：抜歯後の疼痛・歯痛

漢 こんなふうに漢方⑱

口は腹の入り口

人体をナマコに例えれば，体の中心は消化管で口はその入り口である．そこで口先だけではなく腹部所見も口内炎の治療薬選択に役立つ．さらに，漢方の基本は陰証（陰性の病態）か陽証か，即ち寒（冷え）が主体の病態か，熱が主体かが重要である．口内炎の多くは身体に熱がこもって舌も赤いことが多く，加味逍遙散は梔子（クチナシ）や薄荷が熱を冷まし，黄連解毒湯はやはり梔子の他に黄連や黄芩，黄柏といずれも強力に熱を冷ます（清熱）生薬で構成されている．加味逍遙散は虚証に適応するので腹壁の緊張（腹力）は弱く，臍の左斜め下2横指に圧痛がある．黄連解毒湯証では全身・身体深部にまで熱が強く，下腹部の深い部分に圧痛を認める．甘草瀉心湯は黄連・黄芩の清熱薬を含有しつつ，乾姜という熱薬も含む複雑な構成で，胃腸や身体が弱った虚証に適応するので，下痢をしやすかったり放射線治療後などの体力を消耗した病態にも適応する．

症例1
甘草瀉心湯で，ココロ落ち着き，お口すっきり
主治医　中村　佳子

患　者　74歳女性
主　訴　口腔内・舌に違和感があり痛む
既往歴　28歳 イレウスの手術　50歳 糖尿病　気管支喘息　胃潰瘍（近医受診中）　71歳 うつ病（精神科受診中）．
家族歴　長男，肝臓癌で死亡
現病歴　4ヵ月前に舌に潰瘍ができた．口腔外科に受診してケナコルト®含嗽，ケナログ®塗布などの治療を行ったが，潰瘍は治癒しなかった．ケナコルト®局注やプレドニン内服まで行ったが，治療に反応しないため，口腔外科より，当科紹介となった．

西洋医学的所見
身体所見：身長151.7 cm，体重66 kg，体温36.9℃，血圧104/70mmHg

舌右側辺縁に約13×7 mm程度のやや深い潰瘍を認めた．
診察中に常に舌を噛む行為あり．

検査成績：検尿；蛋白（±），糖（3＋），ケトン体（±），T. chol 246 mg/dl，TG 105 mg/dl

漢方医学的所見
自覚症状：明らかな冷え症状はない．食欲は良好．下痢・軟便傾向あり，不眠傾向あり，食後に腹がグルグルいうことがある．
脈候：浮沈中間，虚実中間，大小中間．
舌候：舌質は暗赤色，乾燥した白苔を認める．
腹候：腹力は中等度，心窩部に軽度の圧痛あり．

経　過　甘草瀉心湯（煎じ薬）を処方．2週後，「薬は飲みやすい．しみる感じが少しよい」とのこと．1ヵ月後，自覚的には舌痛や口腔内の違和感に大きな変化はなかったが，舌潰瘍は少しだけ縮小傾向にあったため同処方を継続した．半年後に

は「舌はだいぶよくなった，しみることはない」と患者本人も自他覚所見の改善を認めた．しかし，常に舌を噛む動作は変化していなかった．11ヵ月後には，舌潰瘍は完全に治癒し，瘢痕のみとなった．舌にはまだ若干違和感が残っているようで，舌を動かす動作は見られたが，全体的に落ち着いており表情も明るかった．「精神科でもらう薬が減った」と喜んでいた．

考 察 甘草瀉心湯はエキスにはないので，甘草湯エキス（クラシエ 401）1 包の 3 分の 1 量と半夏瀉心湯エキス（ツムラ 14）1 包を混ぜて服用させる．胃腸や体が弱っている状態で，下痢や腹がグルグルと鳴る（腸蠕動音亢進）などがあれば使ってみる．Behçet 病や歯科口腔外科領域の放射線照射後の潰瘍に有効との報告がある．また，甘草瀉心湯は精神的なストレスが疾患に関与している場合，精神面も改善させることがある．

> **症例 2**
> **顔色が赤黒くのぼせる傾向のある口内炎は，黄連解毒湯で冷まします**　　　主治医　中村　佳子

患　者　67 歳男性
主　訴　口腔粘膜の違和感や疼痛・食べ物がしみる
既往歴　65 歳　尿管結石・腎盂炎
家族歴　父・兄；糖尿病
現病歴　35 歳時より，糖尿病・高血圧症と診断され，22 年間経口血糖降下剤と降圧剤を服用している．糖尿病に関しては糖尿病性神経障害・網膜症・腎症があり，HbA_1c が 9％前後とコントロール不良．以前より，時々口内炎や舌炎が出現し，そのたびに副腎皮質ホルモン軟膏を使用していた．2 週間ほど前から口腔粘膜の違和感や疼痛，食べ物がしみるといった症状がある．漢方治療を希望して某年 5 月初診．

西洋医学的所見
身体所見：身長 165 cm，体重 56 kg，血圧 146/70 mmHg，口腔粘膜に 2〜3ヵ所アフタ性口内炎(径 3〜4 mm)を認める，舌尖部に発赤あり．
検査成績：尿糖（＋＋＋），尿蛋白（＋），尿ケトン（−），尿潜血（−）．
随時血糖 180 mg/dl，HbA_1c 9.2％，BUN 20.1 mg/dl，Crea 1.06 mg/dl．

漢方医学的所見
自覚症状：どちらかと言えば暑がり，下半身が冷える，熱い風呂は苦手（のぼせる），足がしびれる，食欲良好，便秘あり，排尿良好，口渇軽度あり，汗はかかない，顔色不良（赤黒い）．
脈候：沈，虚実中間．
舌候：舌質は暗赤色，腫大あり，舌尖部の発赤あり，乾燥した白苔を中等度認める
腹候：腹力中等度，両側腹直筋緊張を認める，心下痞[*1]・右胸脇満微結[*2]・臍上悸[*3]・両臍傍圧痛[*4]・小腹不仁[*5]あり，臍下

の深い部分に横断的な圧痛あり*6.

経　過　赤黒い熱のこもった顔をして，のぼせやすく，臍下の深い部分に横断的な圧痛を認めたため，ツムラ黄連解毒湯5.0 分2 朝・夕食後を処方した．1 週間後新たなアフタ性口内炎はできなくなった．口腔粘膜の痛みが治療前の半分になり調子がよいということであったので，同処方を継続した．3 週間後，口内炎は VAS で 10 から 3 まで改善したが，醤油やわさびが舌にしみる．5 週間後，新たなアフタ性口内炎は出現せず，食べ物が舌にしみることもなくなり，治療を終了した．漢方治療中は副腎皮質ホルモン軟膏を使用していない．糖尿病・高血圧症に関しては従来の内服薬を継続した．

考　察　黄連解毒湯は熱をさます働き（清熱作用）のある，梔子・黄連・黄芩・黄柏が含まれていて，全身に熱がこもっているような場合に適応となる．顔は赤黒く，顔ののぼせやほてり感が強いことが特徴である．また，しばしば臍下の下腹部の深い部分に横断的に圧痛がある．冷え症や腹壁の緊張が弱い場合には適応とならないので注意する．

---

*1　質問　心下痞とは？
　　回答　心窩部の自覚的な痞え感
*2　質問　胸脇満微結とは？
　　回答　悸肋部のごく軽度の抵抗・違和感
*3　質問　臍上悸とは？
　　回答　臍上に腹部大動脈の拍動を触知すること
*4　質問　臍傍圧痛とは？
　　回答　臍横を圧した時，放散する痛みがある．瘀血（血がサラサラと流れない状態）の所見
*5　質問　小腹不仁とは？
　　回答　上腹部に比べて下腹部の知覚鈍麻（あるいは知覚過敏）がある．または，上腹部に比べて下腹部の腹力（腹壁の弾力）が弱い．八味地黄丸や牛車腎気丸の使用目標．
*6　質問　臍下の横断的な圧痛とは？
　　回答　「口訣 27 物理的な圧痛点（13 ページ）」参照．

使ってみよう！ こんな時には漢方薬

19 腹 痛

院内報 2007 年 2 月号

上腹部痛	➡ コタロー柴胡桂枝湯（N10）
腹部全体の痛み	➡ ツムラ桂枝加芍薬湯（ツムラ60）
下腹部痛	➡ ツムラ当帰建中湯（ツムラ123）

1. **柴胡桂枝湯**：上腹部痛，腹直筋の緊張（左図 a）．
2. **桂枝加芍薬湯**：腹部全体の痛み，腹満感，腹直筋の緊張（左図 b）．
   ※便秘があれば桂枝加芍薬大黄湯（ツムラ134）
3. **当帰建中湯**：下腹部の突っ張るような痛み．冷えが強い時は，三和加工ブシ末1～2包を一緒に服用（左図 c）

次の一手

・**芍薬甘草湯**：ツムラ芍薬甘草湯（ツムラ68）
冷えがあれば三和芍薬甘草附子湯（S-01）を併用
自覚症状：腹痛（仙痛発作）さまざまな筋肉の spastic な異常緊張に用いる．
他覚的所見：両側の腹直筋の緊張→芍薬＋甘草の組み合わせに特徴的な所見．

・**大建中湯**：ツムラ大建中湯（ツムラ100）（上図 d）「口訣21（10ページ）」
臍を中心に冷えがあり痛む(臍を中心に，触ると冷えている)，冷えが強ければ三和加工ブシ末1～2包を一緒に服用．
腸管の蠕動不穏（腸管がモクモク動くのが，薄い腹壁を通し見えることがある）．

西洋医学的な発想　腹痛

茂木　恒俊

「腹痛」は原因疾患によっては，短時間で死に至るものから短時間で改善するものがある．原因となる疾患は多いが緊急性の有無を鑑別していくのはプライマリ・ケア医の腕の見せ所！大雑把に腹部臓器を分類すると，以下のようになる．

①実質臓器（肝臓，胆嚢，腎臓，脾臓，膵臓，子宮，卵巣など）

②管腔臓器（胃，腸管〈十二指腸，小腸，虫垂，大腸〉，尿管，卵管など）

③大血管（腹部大動脈，腸間膜動脈など）

患者の動作・表情などで交感神経緊張状態などがないか確認し，腹部を触診し所見をチェックしながら考える．明らかな筋性防御は急げ!!

■**緊急性最高度**　大至急➡血管が破れていないかを確認．

血管が破れたもの＜出血＞

・急性大動脈解離（突然発症，高血圧）・腹部大動脈瘤破裂（突然発症，動脈瘤の既往，高血圧）・肝細胞癌破裂（肝細胞癌の既）・子宮外妊娠（妊娠可能な女性）

腹腔内出血の確認を急ぐ➡腹部エコーで腹腔内液体貯留の有無（性状）の確認と大血管の評価

■**緊急性高度**　至急➡血管が詰まるもの（血行不良が起きて臓器が腐る）

血管が詰まる＜阻血＞

・腸間膜動脈閉塞（突然発症，心房細動）・梗塞（腎梗塞，脾梗塞など）・絞扼性イレウス（腸がねじれて血行不良に）・ヘルニア嵌頓（身体所見でソケイ部の触診を忘れないように）・腸捻転（S状結腸捻転など）・卵巣茎捻転，精巣捻転

■**緊急度高度**　至急➡管腔が破けたもの（穿孔）

腸が破ける＜穿孔＞

・上部消化管穿孔（胃潰瘍穿孔，十二指腸穿孔）・下部消化管穿孔

　急性心筋梗塞：上腹部痛を訴えて来院することあり．リスクのある場合には確認必須！（T & A：救急初療コーステキストより）

■実際の処方例
・胃炎などで上腹部が痛む時：
　コタロー柴胡桂枝湯 6.0（3包）3×毎食前
・過敏性腸炎などで便秘と下痢を繰り返し
　腹部全体が張って痛む時：
　ツムラ桂枝加芍薬湯 7.5（3包）3×毎食前
・月経痛などで下腹部が張って冷えて痛む時
　（温めると痛みが楽になる時）：
　ツムラ当帰建中湯 7.5（3包）+（冷えに）三和加工ブシ末 1.5（3包）3×毎食前
・胆石や尿管結石などで仙痛発作のある時：
　ツムラ芍薬甘草湯 2.5〜5.0（1〜2包）1×仙痛時（頓服）
　（吐気で飲めない時は注腸も可）
※芍薬甘草湯は正常な蠕動は阻害せず異常緊張のみをとる．

■適応病名
適応病名は以下のようになっている．
コタロー柴胡桂枝湯：感冒・胸膜炎
ツムラ桂枝加芍薬湯：しぶり腹・腹痛
ツムラ桂枝加芍薬大黄湯：急性腸炎・大腸カタル・常習便秘・宿便・しぶり腹
ツムラ当帰建中湯：月経痛・下腹部痛・痔・脱肛の痛み
ツムラ芍薬甘草湯：急激に起こる筋肉の痙攣を伴う疼痛
三和芍薬甘草附子湯：慢性神経痛・慢性関節炎・関節リウマチ・筋肉リウマチ・五十肩・肩こり
ツムラ大建中湯：腹が冷えて痛み・腹部膨満感のあるもの

漢 こんなふうに漢方⑲

"気"のきく話

アロマテラピーにも使われる植物の良い香りは気分が和むが，漢方的にも"気"を巡らせる(順気)作用がある．桂皮(ニッキ，シナモン)も芳香性の精油成分を含み，順気薬といわれる．桂皮を含む代表処的な処方の桂枝湯に含まれる芍薬は，順気作用を体の下方(腹部)に導く作用があり，芍薬を増量した桂枝加芍薬湯は臍中心の気のうっ滞，つまり腹満・腹痛に有効である(逆に，芍薬を抜くと胸満に有効で，類方である炙甘草湯には抗不整脈作用もある)．さらに血を巡らせる当帰も加えた当帰建中湯は，その作用を下腹部に引き寄せる．一方，桂枝湯に横隔膜付近(半表半裏)に作用する小柴胡湯を加えた柴胡桂枝湯は，上腹部の膨満や痛みに有効である．いずれも筋肉の spasm を和らげる芍薬甘草湯を内包しているので，適応病態では腹満・腹痛部分付近で腹直筋の異常緊張を触知する．

症例1
痛むところが鑑別ポイント，上腹部なら柴胡桂枝湯

主治医　犬塚　央

患　者　50歳女性
主　訴　上腹部痛
既往歴　45歳　肩関節周囲炎
家族歴　父；肺癌，母；心疾患
現病歴　3年前より膝関節痛で当科通院中．某年1月より，突然上腹部痛が出現した．痛みは空腹時に増強する．近医で腹部エコーや胃カメラを受けたが異常なかった．H₂ブロッカーで痛みはやや軽減したものの，完全には消失しなかった．上腹部痛が出現して2週間後に漢方治療を開始した．

西洋医学的所見
身体所見：身長152 cm，体重56 kg，血圧134/87 mmHg，脈拍66/分，体温36.0℃
検査成績：特記すべき所見なし．

漢方医学的所見
自覚症状：暑がりで寒がり，足が冷える，頻尿あり，食欲低下あり，易疲労あり．
脈候：沈・虚実中間．
舌候：舌質は暗赤色，腫大あり，湿潤した薄い白苔に覆われる．
腹候：腹力やや弱，上腹部を中心に腹直筋が緊張している．右胸脇苦満[*1]・臍上悸・左臍傍圧痛・小腹不仁をいずれも認める．

経　過　上腹部痛と胸脇苦満，上腹部中心の腹直筋緊張を目標に柴胡桂枝湯（コタロー柴胡桂枝湯エキス 6.0 3×毎食前）を処方．痛みは徐々に軽くなり1週間で完全になくなった．H₂ブロッカーを止めたが，痛みはなかった．4週後，漢方薬もやめてみたが症状の悪化を認めなかったため，治療を終了した．

19 腹 痛

考 察 腹痛の場所で選択する治療方剤がある程度決まってくる．上記症例のように，上腹部痛を訴えるときは「柴胡桂枝湯」，腹部全体が張って痛むときは「桂枝加芍薬湯」，腹部全体が痛みかつ臍を中心に冷えてつめたくなっているときは「大建中湯」，下腹部が痛むときは「当帰建中湯」（この方剤は下腹部が張って痛む月経痛によく使用する），仙痛発作の時にはオールマイティな「芍薬甘草湯」（頓用でも使用できる）．当帰建中湯，大建中湯，芍薬甘草湯が適応となる病態で，冷えが強く，温めると痛みが緩和するような場合は，加工附子末を加えるとよい．

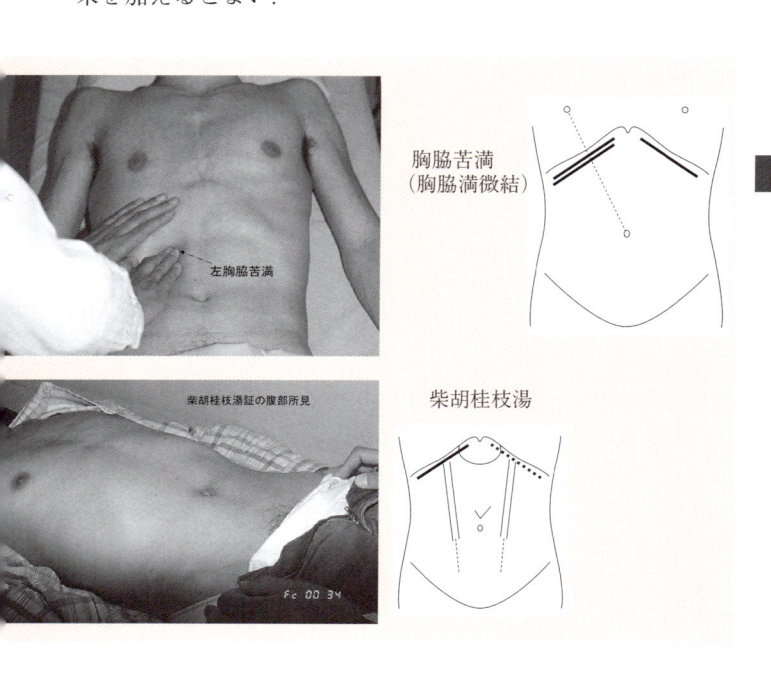

左胸脇苦満

柴胡桂枝湯証の腹部所見

胸脇苦満
（胸脇満微結）

柴胡桂枝湯

＊1 質問 胸脇苦満とは？
　　回答 悸肋部の自他覚的な抵抗・圧痛．柴胡含有方剤の適応病態ではほぼ必発．

症例 2
お腹の冷えや腸の冷えに幅広く使える大建中湯

主治医　三潴　忠道

患　者　68歳女性
主　訴　腹痛
既往歴　26歳 虫垂炎子宮後屈で開腹手術，58歳 リング癒着で子宮全摘
家族歴　特記すべきことなし
現病歴　5年前より突然キリキリとした腹痛が出現するようになった．痛みは30分から1時間持続する．嘔気，腹満，腹鳴はなし．食欲は普通で，便通は1日3回．平素は下痢になりやすいが，便意があっても排便がないこともある．著しく便通の悪い時は兎糞状の便になる．諸検査を行ったが特に器質的な異常は指摘されなかった．内服加療を行っても症状が改善しないため，某年7月に当科受診．

現代医学的所見
身体所見：身長143 cm，体重51 kg，血圧180/95 mmHg，体温35.5℃
検査成績：特記すべきことなし

漢方医学的所見
自覚症状：疲れやすい，気力がない，眠気がいつもある，寒がり，体全体に寒気がする，熱い風呂が好き，便が出るがすっきりしない，下痢をする，尿回数が多い，腹が痛む，肩関節が痛む，膝が痛む，皮膚が痒い．
脈候：浮沈中間，虚実中間，やや渋りあり．
舌候：舌質は淡泊，腫大なし，歯痕あり，白色の舌苔を中等度認める．
腹候：腹力中等度，両側胸脇苦満あり，両臍傍圧痛あり，腹部に他覚的な冷えがある(腹部を触ると，臍を中心に掌大に丸く冷たい)．

経　過　初診時に，ツムラ大建中湯エキス15.0 3×毎食前を処

方．2週間後,「便が有形便になった．腹痛はなくなった」と,2週間で長年の腹部の愁訴がとれてしまった．その上,肩が痛くて挙上困難であったのが良くなったとのことであった．その後,同処方を継続．冷えがとれてくるにしたがって,血圧が安定し,疲れやすさもとれてきた．

考察 鑑別処方としては,キリキリとした腹痛に対して,芍薬甘草湯（この症例の場合は「冷え」があるので加工ブシ末を加えた芍薬甘草附子湯のほうがよいと思われる）が挙げられる．しかし,この症例の全体像をじっくりみると,まず,「冷え」が主体の病態である．さらに「どの部分に特徴的な冷えがあるか？」とみてみると,臍を中心とした部分に掌大に丸く冷えているという所見が目に止まる．ここが「大建中湯」を選択するポイントになる．もうひとつの使用目標である「腸がモクモクうごく感じ」はなかったがこの症例は大建中湯が有効であった．また,本症例では両側の腹直筋の緊張（ピーンとはった感じ）はあまり強くなかったので,芍薬甘草湯は第一選択にしなかったが,疼痛時に頓服ならば適応になり得ると思う．

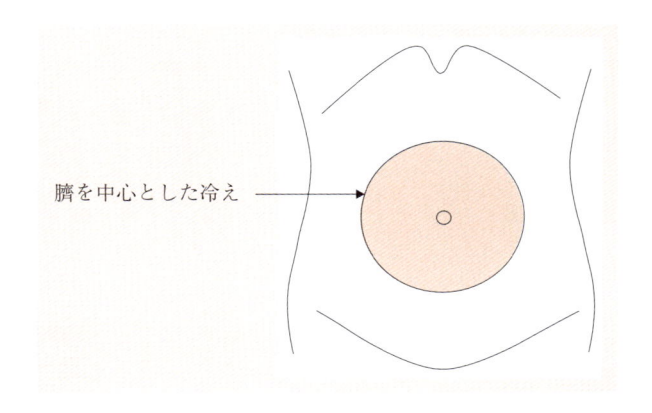

臍を中心とした冷え

使ってみよう！ こんな時には漢方薬

20　倦怠感

院内報　2007 年 3 月号

食欲がなく元気がでない➡ツムラ六君子湯（ツムラ 43）
ぐったりして元気がない➡クラシエ十全大補湯（クラシエ 48）
高度な冷えを伴う全身倦怠感
　　　　　　　➡茯苓四逆湯（エキスでは下記で代用）
　1．ツムラ真武湯（ツムラ 30）＋ツムラ人参湯（ツムラ 32）
　　　（冷え強➡三和加工ブシ末（S-01）追加）
　2．ツムラ真武湯＋※三和附子理中湯（S-09）
　　　（冷え強➡三和加工ブシ末（S-01）追加）

1．六君子湯：食欲低下があり元気がない，舌苔が厚いことが多い，心窩部圧痛．

似た処方

ツムラ人参湯（ツムラ 32）：「六君子湯」かなと思うが　全身や心窩部の冷えあり．

※附子理中湯＝人参湯＋附子（さらに冷えが高度）

2．十全大補湯：元来比較的元気であった人がなんらかの原因で疲労困憊した状態，なんとなくとりとめのない疲労感（特別な症状に乏しいが全身的な疲弊・脱力感）．冷えが明らかであれば，加工ブシ末を加える．「口訣 31（17 ページ）」

3．茯苓四逆湯：だる〜い！（強い倦怠感・いつも横になりたがる）＋全身の高度な冷え．「口訣 26（13 ページ）」

別の一手

補中益気湯（ツムラ 41）：遷延した発熱疾患など　内臓下垂（胃下垂・脱肛・子宮脱），舌苔に濃淡あり．上記の処方いずれも冷えが明らか，あるいは冷えが強い➡三和加工ブシ末 1〜2 包（1 包＝0.5）を一緒に服用可．「口訣 13（7 ページ），41（21 ページ）」

西洋医学的な発想　倦怠感　　　　　　井村　洋

　西洋医学的アプローチでは，成因の絞り込みからはじめる．倦怠感まるごとに対して，ケアしようにも，倦怠感への有効な対症療法がない．残念ながらビタミン剤も効果があると検証されていない．成因鑑別から始めるものの，成因が特定できるのは，半分から2/3程度であることが伝えられている．しかも，特定できない方の25%がうつ状態である，というなんとも悩ましい結果がある．

　鑑別の幅は，悲しくなるほど幅広く，少なく見積もっても次のようになる．

　感染症（EBウイルス感染，HIV，結核，ライム病），内分泌（甲状腺，副腎，糖尿病），精神心療（うつ病，双極性障害，統合失調，認知症），神経（睡眠時無呼吸，多発性硬化症，重症筋無力症），血液（鉄欠乏，白血病，リンパ腫），リウマチ（線維性筋痛症，多発性筋痛症，多発性筋炎），心不全，消化器（悪性腫瘍，慢性肝疾患），腎不全，慢性呼吸器疾患，薬物副作用（βブロッカー，抗ヒスタミン剤），アルコール関連，中毒（鉛，水銀，砒素，一酸化炭素），慢性疲労症候群．

　診察時に留意する点を列記する．

　発症からの持続時間：1カ月以内，1〜6カ月，6カ月以上に分割することで，絞り込みが楽になる．家族歴・既往歴（結核，甲状腺，肝炎，は，要注意），職歴（重金属使用，アスベスト），アルコール歴・薬物副作用（抗ヒスタミン，ステロイド，向精神薬，ベンゾジアゼピン，抗うつ剤，βブロッカー，アミオダロン，ジギタリス，抗けいれん剤，健康食品），睡眠の量・質，食欲の変化，体重の変化，排便の調子の変化，1日の過ごし方．

　検査の目的は，診察で得た手がかりを元に，必要な特異的治療，予後不良疾患の除外が主体になる．が，手がかりがつかめなければ，検査を次のように乱発せざるを得ないことに

なる．CBC，白血球分画，血沈，糖，HbA$_{1c}$，尿，肝酵素，BUN，Cr，Ca，P，CPK，フェリチン，TSH，コルチゾール，ACTH，胸部X線，（選択として，腹部エコー，頭部CT，胸腹部骨盤CT，消化管検査）

そして，うつ病を積極的に疑う時には，慣れていない医師としてはSDS（自己評価抑うつ尺度）のような尺度の活用が役立つ．

■実際の処方例
・食欲不振があり元気がない時（例　夏ばて）：
　ツムラ六君子湯　7.5　3×毎食前
・日頃は元気だが，なんらかの理由で疲労が溜まった時（例　看病疲れ，登山中）：
　クラシエ十全大補湯　3×毎食前
　または疲労時に1～2包頓用（1包＝2.5）
・高度の冷えを伴う慢性疲労：
　茯苓四逆湯はエキスにないので下記のエキス剤で代用
　ツムラ真武湯　7.5＋ツムラ人参湯　7.5（または三和附子理中湯4.5）＋（冷えに）三和加工ブシ末　1.5　3×毎食前

■適応病名
　ツムラ六君子湯：胃炎・胃アトニー・胃下垂・消化不良・食欲不振など
　ツムラ補中益気湯：夏やせ・病後の体力増強・痔・脱肛・結核症・食欲不振・胃下垂・感冒・子宮脱など
　クラシエ十全大補湯：病後の体力低下・疲労倦怠・食欲不振・ねあせ・手足の冷え・貧血
　ツムラ真武湯：胃腸疾患・胃腸虚弱症・慢性腸炎・消化不良・胃アトニー症・胃下垂など
　ツムラ人参湯：急性，慢性胃腸カタル・胃アトニー症など
　三和附子理中湯：慢性の胃腸カタル・胃アトニー症

こんなふうに漢方⑳

元気を出させる NST（栄養サポートチーム）

　丈夫で長生き，元気な人は胃腸も丈夫．虚弱な子供はすぐにお腹を痛がる．生命活動を営み，成長するためにはエネルギーの補給が欠かせないが，その根源は飲食物の摂取，消化吸収である．消化吸収機能の中心は中焦（胴体の中 1/3，剣状突起から臍付近）で，"脾"の臓と"胃"の腑がある．"脾"は肉づきに卑しいと書くため spleen の訳語にされたが，むしろ pancreas に相応しい大切な臓器である．胃は stomach を含む中空臓器（消化管）の作用を含む．つまり中焦は生命力（気）補充の中心で，例えば補中益気湯は『脾胃論』という古典に記載され，中焦を補い元気を益す薬，という意味である．六君子湯や人参湯といった，胃腸虚弱に頻用される処方が倦怠感に適応となるわけである．また，生体反応が低下すると産熱も不足し，結果として冷え（寒）を生じ，熱薬（生体を温める生薬）の乾姜や附子も適応となる．（人参湯には乾姜，真武湯には附子，附子理中湯は附子と乾姜が含まれる）乾姜は酸化に必要な呼吸の要所，肺も温め元気を益する．

　誕生後に獲得する気は「後天の気」で穀気ともいい，誕生時に親から授けられた生命力は先天の気，あるいは漢方医学的な"腎"に宿るので腎気である（「こんなふうに漢方」⑭ 141 ページ参照）．

症例1
これといった特徴はないが，ぐったりしていたら十全大補湯

主治医　三潴　忠道

患　者　71歳女性
主　訴　動悸，息苦しさ，身体のしびれ感，時々ぐったりする
既往歴　20歳 虫垂切除，47歳 卵巣嚢腫・片側卵巣切除，57歳 子宮筋腫・子宮卵巣切除
家族歴　父・兄・弟；高血圧症，母；糖尿病，心筋梗塞
現病歴　57歳時に子宮筋腫の診断にて子宮卵巣切除術を行った．術後より顔のほてりが出現し，卵巣欠落症候群と診断されホルモン補充療法など行った．ほてり感は軽減したが，動悸や息切れ，なんともいえない不快なしびれ感，手足の冷えや痛み，抑うつ感などがとれないため，12年前（58歳時）より当科に通院中である．

西洋医学的所見
　身体所見：身長155.0 cm，体重62.0 kg，血圧132/80 mmHg
　検査成績：T-cho 298 mg/dl，頭部CT　陳旧性多発脳梗塞

漢方医学的所見
　自覚症状：やや暑がり，手足が冷える，冬はカイロなど必要，冷房は嫌い，食欲あり，排便・排尿は問題なし，ささいなことが気になる，寝つきが悪い，手足の先がしびれる，思いついた言葉がぱっと出ない，皮膚がかさつく，爪がささくれる．
　脈候：やや沈，虚実中間．
　舌候：舌質暗赤色，腫大・歯痕なし，乾燥した白苔を中等度認める．
　腹候：腹力中等度，両側臍傍圧痛あり．

経　過　12年間の当科通院中に時々倦怠感を訴えた．67歳の時に膝の痛みや交通事故（追突された）などが引き金となりぐったり疲れたことがあった．クラシエ十全大補湯エキス7.5 3×毎食前を処方．「疲れたぁ〜」と感じた時に服用するよう指導した．患者は「疲れた時に十全大補湯はとても効く」

と喜んでいた．6週間服用し，中止となった．70歳の時に息子が入院し，2週間ほど意識が戻らなかった．看病疲れで非常にストレスが溜まりぐったりして倦怠感が強かったため，同様に十全大補湯エキス7.5 3×毎食前処方．4週間服用後看病疲れは軽減し，中止となった．

考 察 十全大補湯が適応となる「疲労感・倦怠感」は，元来比較的元気な人がなんらかの原因で疲労困憊した状態であり，特別な症状に乏しいが全身的な疲弊や脱力感があるような，なんとなくとりとめのない疲労感である．本症例では冷えがあまりはっきりしていなかったのだが，もし冷えが明らかであれば，附子（エキスなら加工ブシ末）を加える．「疲れた時には，カップにエキス剤を入れて白湯で溶き，一服飲んでため息のひとつふたつつくと元気がでますよ．」と言って処方し，とても喜ばれる．「口訣31（17ページ）」

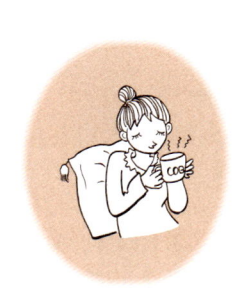

> 症例2
> # 茯苓四逆湯で，大学入試を乗り切った！
>
> 主治医　田原　英一

- **患　者**　17歳女性
- **主　訴**　倦怠感，ふらふらする
- **既往歴**　8歳　鼠径ヘルニア
- **家族歴**　父：原田氏病，母：パニック障害，兄：喘息
- **現病歴**　14歳時，感冒をきっかけにふらつき，強い眠気で起きられなくなった．検査では異常所見はなかった．高校進学後も倦怠感が持続していたが学生生活はなんとかできていた．高校3年生時に受験勉強のため疲労感増強．月経時にはふらふら感やイライラ感も強くなった．同年11月にインフルエンザワクチンを接種し，翌日より登校出来ないほどの倦怠感が出現したため，漢方治療を希望し当科受診．

西洋医学的所見

　身体所見：身長155 cm，体重53.9 kg，胸腹に所見なし，四肢に浮腫なし．

　検査成績：特記すべきことなし．

漢方医学的所見

　自覚症状：疲れやすい，身体が冷える（特に下半身），憂うつである，イライラする，食欲は普通，便秘する，排尿は異常なし，寝つきが悪い，寝起きが悪い，ふわふわした感じがする，首や両肩が凝る，月経痛がある．

　他覚所見：尋常性痤瘡あり　口唇暗赤を認める　手足の冷感を認める．

　脈候：やや浮・弱，濇（しょく）[*1]．

　舌候：舌質やや紫色，湿潤した白苔あり．

　腹候：腹力中等度，心下痞鞕[*2]・腹直筋緊張・臍傍圧痛・胃部振水音[*3]あり．

- **臨床経過**　倦怠感，冷え，ふらつき，振水音，脈弱などから少陰病期[*4]で水滞[*5]を伴うと考え，真武湯（附子2.0 g）を投与し

た．肩凝りとふらつきは減少したが倦怠感は不変．著しい倦怠感を煩躁[*6]と考え，茯苓四逆湯（附子 4.0 g）に転方したところ，模擬試験が続いても疲労でダウンするということはなくなった．附子を漸増しながら同処方を継続．初診より 40 日目には，体の調子は上向きで体力がつき，冷えはないとのことであった．支障なく勉強ができて無事にセンター試験終了．希望校の入学試験に合格した．

考 察 生体反応が低下すると産熱が不足し，結果として冷え（寒）を生じる．自覚症状としては倦怠感とともに冷えを伴う．こんな時は熱薬（生体を温める生薬）の乾姜や附子が適応となる．茯苓四逆湯を使うには自覚症状と脈力が決め手．橈骨動脈を按じると脈の反発力が弱々しく，のびたソーメンのようにふにゃっとしていることが多い．

---

*1 質問 濇とは？
　回答 渋（しぶ）るともいう．橈骨動脈を示・中・薬指の 3 指を用いて脈を診た時に，脈の伝導が遅く，ギャロップのようにスムーズに触知できない脈．「寒」が強い時に現れる．

*2 質問 心下痞鞕とは？
　回答 心窩部の自・他学的な抵抗と圧痛．

*3 質問 胃部振水音とは？
　回答 心窩部の腹壁を叩いたりゆすったりするとポチャポチャと水の揺れるような音がする水滞（水毒）の徴候．

*4 質問 少陰病期とは？
　回答 「寒」が支配的な病態を陰証（いんしょう）というが，少陰病は「陰証まっただ中」で寒も明らかとなり，代表的な熱薬である附子を多用する．

*5 質問 水滞とは？
　回答 水毒ともいう．水（生体内を巡る気血水の 3 つの循環要素の 1 つで無色の液体とされる）の異常をいう．

*6 質問 煩躁とは？
　回答 身の置き場がないような身体のつらさ，落ち着きのなくなるようなつらい状態

使ってみよう！ こんな時には漢方薬

21 多汗症

院内報　2007年4月号

暑がりの寒がり・水肥り ➡ ツムラ防已黄耆湯（ツムラ20）

寝あせ・じとじとした汗・軟弱な皮膚 ➡ 東洋 桂枝加黄耆湯（No26）

強い口渇・多尿・皮膚枯燥 ➡ ツムラ白虎加人参湯（ツムラ34）

---

1. 防已黄耆湯
暑がりの寒がり・中年水肥り女性のイメージ（変形性膝関節症のある肥満中年女性），ぽってりとしまりのない腹部，"蝦蟇腹"，膝変形性膝関節症にもしばしば適応

2. 桂枝加黄耆湯
寝あせ・じとじとした汗をかく・弾力性のない軟弱な皮膚（軽症皮膚炎に頻用）

似た処方
黄耆建中湯（ツムラ98）：虚弱体質・腹壁は軟弱・腹直筋がテープ状に薄く張る

3. 白虎加人参湯
強い口渇（冷水を多飲），多尿，多汗だが皮膚はかさつき（＋）
舌は赤いが顔色不良「口訣39（20ページ）」

違う一手
口渇・尿利減少・時に浮腫 → ツムラ五苓散（ツムラ17）
例：夏バテでのどが渇く

西洋医学的な発想　多汗症　　　　　　　　青井　淳

1．診断方法
①問診・診察により多汗部位を推定
②発汗テスト

2．分類
①全身性：全身の発汗が増加
②局所性：体の一部の発汗が増加

3．原因
①全身性
発熱に伴う発汗
内分泌異常（甲状腺機能亢進症・褐色細胞腫など）
悪性リンパ腫・悪性腫瘍
発汗中枢（視床下部に存在）の障害→脳血管障害・外傷・脳腫瘍・脳炎など
薬剤性➡抗うつ薬・抗そう薬・抗不安薬・非ステロイド抗炎症薬・ステロイド薬
②局所性：手掌・足底・腋窩が多い
精神性発汗（交感神経の興奮による）

4．治療
①全身性：基礎疾患の治療
②局所性
1）制汗外用剤（塩化アルミニウム・ホルムアルデヒド）塗布
2）1）が無効➡水道水イオンフェレーシス

多汗を主訴に皮膚科外来を受診する患者の多くは，掌蹠・腋窩の局所性多汗を訴える．

これは，青年期に好発ししばしば自然治癒する傾向あり．

■**実際の処方例**
- 暑がりで寒がり　汗かき・水肥りの場合：
  ツムラ防已黄耆湯 7.5 3×毎食前
- 虚弱者で弾力性のない軟弱な皮膚からじとじとと汗をかく場合：
  ⅰ）腹力弱く腹部にこれといった所見がない：
  　　東洋桂枝加黄耆湯 6.0 3×毎食前
  ⅱ）腹力弱く腹直筋が薄いテープ状に触れる：
  　　ツムラ黄耆建中湯 18.0 3×毎食前
- 暑がりで強くのどが渇き冷水を多量に飲みたがる・皮膚は乾燥気味：
  ツムラ白虎加人参湯 9.0 3×毎食前
- 汗をかいてのどの渇きあり・尿量減少（「夏バテ」や「二日酔い」の予防にも）：
  ツムラ五苓散 7.5 3×毎食前

■**黄耆の作用**
　防已黄耆湯，桂枝加黄耆湯，黄耆建中湯には「黄耆(おうぎ)」が含まれている．黄耆には，体表の水のうっ滞を治す働きがあり，発汗異常をはじめ浮腫・関節炎・神経痛などにも応用される．また黄耆は強壮作用（免疫調整作用）があるため，前述の3処方はいずれも虚弱者（虚証）に使用する．まれに黄耆アレルギーがあるため注意を要する．「口訣23（12ページ）」

■**適応病名**
　東洋桂枝加黄耆湯：ねあせ・あせも（体力が衰えている人）
　ツムラ防已黄耆湯：腎炎・ネフローゼ・陰嚢水腫・肥満症・
　　　　　　　　　　関節炎・浮腫・多汗症など
　ツムラ黄耆建中湯：虚弱体質・病後の衰弱・ねあせ
　ツムラ五苓散：浮腫・ネフローゼ・二日酔・下痢・悪心・嘔
　　　　　　　　吐・めまい・頭痛・尿毒症・暑気あたり・糖
　　　　　　　　尿病など
　ツムラ白虎加人参湯：のどの渇きとほてりのあるもの

漢 こんなふうに漢方㉑

汗はどうして出るのだろう？

　一般に問診の要点の一つに，人体へのinputすなわち食欲，口渇（咽の渇き）とoutput，つまり大小便の排泄や月経の状況がある．これらは東西両医学に共通であるが，漢方医学では発汗の有無も重要である．漢方では自然発汗がなければ無汗といい，あれば自汗で今回のテーマはその過剰状態である．自汗過剰の原因は大きく二つに分かれる．

1) 表虚：表とは人体の表面付近，浅い部分である．例えば急性熱性疾患の初期などにみられる悪寒や熱感といった体表の症状，首から上の咽喉痛，頭痛，首の強張りなどは表の症候である．この表の機能低下（表虚）は自汗の原因になる．表虚の典型的な治療薬は桂枝（桂枝湯が代表的）であるが，黄耆も表の機能を高め（前ページ参照）正常化する．

2) 裏熱：裏は人体の奥，中心部である．内部にこもった熱は冷水を欲して口渇を招き，発汗（自汗）により熱を冷まそうとする．内部にこもった熱を冷ます代表的な生薬は白い石膏で，代表的な石膏含有方剤・白虎湯の名前の由来である．消化管に熱邪がたまって腹満，便秘を伴う発汗には瀉下作用のある大承気湯が使用されるが，現代では稀な病態である．

　五苓散は浮腫などの水の偏在を調節し，結果として口渇を軽減し，桂枝含有で自汗を調整する．そこで，妙に咽が渇いてむくみがちな二日酔いや夏バテにも有効である．

症例1
体の深部に熱がこもって，のどが渇いて汗が出るなら白虎加人参湯

主治医　田原　英一

患　者　45歳男性
主　訴　寝汗，発汗過多
既往歴　40歳　虚血性心疾患（PTCA施行）高血圧症
　45歳　甲状腺腫緑内障と糖尿病性網膜症のため視力障害あり
家族歴　特記すべき所見なし
現病歴　19歳時に2型糖尿病を指摘された．糖尿病のコントロールは不良で，33歳時より糖尿病性腎症のため血液透析を行っている．網膜症や神経障害もある．現在，血糖コントロールは食事療法のみ，血圧はARB（アンジオテンシンⅡ受容体拮抗薬）内服にてコントロール中である．某年1月より寝汗が出現．そのまま経過観察されていた．4月に腎盂腎炎を起こし抗生剤にて軽快したが，その後よりふらふら感や微熱が持続．寝汗だけではなく日中も多量に汗をかくようになり，腎臓内科から当科に紹介，受診となる．汗はかく時とかかない時があるが，かく時は全身が「濡れ鼠」状態である．

西洋医学的所見
身体所見：身長172.4 cm，体重66 kg，血圧130/72 mmHg．躯幹には汗をかいている．
検査成績：血液生化学検査・甲状腺ホルモン検査・頭部CT・腹部エコー・頸部〜腹部CT・に特記すべき所見なし．

漢方医学的所見
自覚症状：寒がりで暑がり，冷感がある，足から先がほてる，倦怠感あり，食欲良好，排便良好，のどが渇く，皮膚の蟻走感がある，眠れない（寝汗をかくため）．
脈候：やや沈，やや弱，細い脈．
舌候：舌質は紫色，腫大・歯痕なし，湿った白苔を認める．
腹候：腹力強[*1]，心下痞鞕[*2]あり，両側腹直筋の緊張あり．

経　過　発汗過多は，身体深部の熱状に対する反応性の発汗と

考え，身体内部にこもった熱をさます石膏を含んだ方剤である白虎加人参湯を選択．ツムラ白虎加人参湯エキス 9.0 分3 毎食前処方した．2 週間後，本人は「あまり変わらない」とのことであったが，初診時には，他覚的に躯幹が汗で湿っていたが，再来時には汗はかいていなかったため同処方を継続．6 週間後には，寝汗が消失．2 カ月半後，「かなり汗が止まった．以前は冷感があったが体温が上がったようだ．」と本人も多汗症の改善を認めた．半年後には，「かぜをひいたときに汗が 2 回ほど出た．」とほとんど正常な反応となった．8 ヵ月後，ツムラ白虎加人参湯エキス 3.0 分 1 朝食前に減量して，継続中．

考 察 内部にこもった熱を冷ます．代表的な生薬は石膏で，白虎加人参湯にはこの石膏が含まれている．使用目標は，「強い口渇」「多尿」「皮膚枯燥*3」であるが，本症例では，口渇はあるが，血液透析中であったので「多尿」はあてはまらなかった．また，初診時には汗をかいていたため，皮膚枯燥は明らかではなかったが，多汗症が改善したころには皮膚の乾燥傾向が認められた．

---

*1 質問 腹力とは？
　　回答 腹壁の緊張と弾力．
*2 質問 心下痞鞕とは？
　　回答 心窩部の自他学的な抵抗・圧痛．
*3 質問 皮膚枯燥とは？
　　回答 皮膚が乾燥して，潤いやツヤがない状態．

症例2
虚弱体質でじとじと汗や寝汗をかく時，腹直筋が張っていたら，黄耆建中湯

主治医　中村　佳子

- **患　者**　3歳9カ月男児
- **主　訴**　風邪をひきやすい，よく寝汗をかく
- **既往歴**　3歳時熱性けいれんを2回起こす
- **家族歴**　祖母：関節リウマチ，父：慢性副鼻腔炎
- **現病歴**　生後すぐより風邪を引きやすかった．一度風邪を引くと高い熱がでやすく，咳や鼻水がなかなか治らない．虚弱で食が細い．ふだんから汗かきで特に寝汗をよくかいている．パジャマがかなり湿って夜中に着替えが必要なほどの寝汗である．母親が「体質改善」を希望して某年2月当科初診となる．

西洋医学的所見
身体所見：身長94.8 cm，体重14.0 kg，体温36.3℃，身体所見に異常なし．

検査成績：特記すべきことなし．

漢方医学的所見
自覚症状：暑がりの寒がり，汗かき，よく寝汗をかく，すぐ風邪をひく，食欲がない（2歳9カ月の弟に比べると半分程度），硬い便や兎糞状の便がでる，怒りっぽい，鼻水や鼻詰まりがある，咳が出る．

顔色：やや蒼白

脈候：やや沈・弱

舌候：舌質は紅，腫大・歯痕なし，乾燥した微白苔を薄く認める．

腹候：腹力軟，両側腹直筋は全長に亘り薄くテープ状に張っている．

- **経　過**　虚弱体質（食が細い・顔色が蒼白・暑がりの寒がり・風邪を引きやすい）で両側腹直筋が薄くテープ状にはっていることから，ツムラ黄耆建中湯エキス 3.0 分1夕食後（成人1日分の1/6量）を処方した．1週間後，母親がまず寝汗が目

立って減ったことに気づいた．3週間後に風邪を引き咳や痰があったため，ツムラ柴朴湯エキスに転方*したが，4週間後には症状消失し，その後再度黄耆建中湯エキスを処方，しばらく経過は良好であった．半年ほどして，母親より「鼻水や鼻詰まりがあるのでなんとかして欲しい．」との訴えがあったため，柴胡桂枝乾姜湯や小青竜湯に転方したら以前のような寝汗が出現した．黄耆建中湯をベースに，咳や鼻水・鼻詰まりがひどい時には，漢方医学的な所見をとりながら柴胡桂枝乾姜湯や小青竜湯を併用することで寝汗や咳・鼻症状の改善をみた．9週間後には食欲旺盛となり，大人一人分くらい食べられるようになり，身長は，1.8 cm，体重は1.2 kg増した．初診より1年経過，黄耆建中湯服用中には寝汗の訴えはない．

考 察 元来の虚弱者や病後などで体が弱った時はしばしば暑さや寒さに耐久性が低く，じとじとした気持ちの悪い汗や寝汗をかきやすい．腹部所見で腹壁が軟弱で両側腹直筋が薄くテープ状に張っている場合は，小建中湯が適応となる．小建中湯は虚弱な小児の，いわゆる体質改善に頻用される．本症例で使用した黄耆建中湯は小建中湯に「黄耆」を加えた方剤である．「黄耆」は皮膚の働きを改善するため，小児のアトピー性皮膚炎などでも多用される．

ポイント！ 小児の投与分量

（成人1日投与量に対しての分量）

乳児	1/3量
幼児	半量
小学校低学年	2/3量
小学校高学年・中学生	成人量

体重あたりの量よりは多めに使う．

---

* 質問　転方とは？
  回答　処方を変更すること．

使ってみよう！ こんな時には漢方薬

22　腹　満

院内報　2007年5月号

両側腹直筋緊張あり・腹全体が張る	➡ ツムラ桂枝加芍薬湯（ツムラ60）
上記同様の腹部所見＋便秘または臭いの強い下痢	➡ ツムラ桂枝加芍薬大黄湯（ツムラ134）
臍を中心に冷えて張る	➡ ツムラ大建中湯（ツムラ100）

1．桂枝加芍薬湯

両側腹直筋の全長に亘る異常緊張あり・腹全体が張る

似た処方

ツムラ当帰建中湯（ツムラ123）➡ 下腹部の張り

2．桂枝加芍薬大黄湯

両側腹直筋緊張あり・腹全体が張る＋便秘または臭いの強い下痢，便秘の程度により大黄末適量を加える「口訣5（4ページ）」

次の一手

ツムラ大承気湯（ツムラ133）➡ 頑固な便秘・臍を中心に硬く張る

3．大建中湯

臍を中心に冷えて*張っている
冷えの程度が強ければ加工ブシ末を加える

別の一手

コタロー香蘇散（N70）➡ 少し食べても腹が張る
　　　　　　　　　　　　左上腹部に鼓音（＋）
　　　　　　　　　　　　「口訣37（20ページ）」

西洋医学的な発想　腹部膨満　　　　　　　　大杉　泰弘

腹部膨満の代表的な原因 ➡ fat・fluid・flatus・feces・fetus・tumor　5F + T

① 肥満（fat）：訴えがある場合には②〜⑥の成因を考える必要あり．見かけ上膨満はあるが自覚症状として訴えることは稀．

② 腹水貯留（fluid）：門脈圧亢進症や低蛋白血症，細菌感染や悪性腫瘍が原因．

　腹水：診察で明らかになることが多い．腹部エコー，CTを駆使し確認する場合もあり．

　単純肥満とは，お臍が深く陥凹していることで区別．

③ 鼓腸（flatus）：ガスにより小腸や大腸が拡張した状態．
　1）腸閉塞：腹部手術既往者はリスク上昇，腸の血流障害を併発→緊急手術！
　2）薬剤性：抗コリン薬，抗精神病薬，オピオイド，NSAIDs，制酸薬，利尿薬，バリウム，Ca拮抗薬，鉄剤，制吐剤など．
　バルコーゼ®（下剤として使用）でもイレウスを起こすことがあるので御用心！

＊ 質問　患者の腹部が診察する医師の手背の温度より低温ということですか？体温（腋窩温）の低下とは意味が違うと理解してよいですか？

回答　患者の腹部を手掌で触診したとき，周囲と比較して冷たく感じる状態を言っている．もちろん，冷たい手で診察したのではわかりにくいし，患者を不快にするので，手は暖かくして診察するのがコツ．体温計で測定する体温とは意味が違う．手掌の中心が臍に当たるようにして，掌全体で腹部を優しく温めるように触診すると，典型的には臍を中心に腹の中から冷気が上がってくるような感じがする．

3) 神経疾患：脳血管障害，糖尿病性末梢神経障害，脊髄損傷など．
4) 慢性膵炎，閉塞性黄疸などによるガスの発生が多くなるため起こる．
5) 心不全，門脈圧亢進 ➡ ガスの吸収が低下することによっても起こる．

④便秘（feces）：一般診療ではこれに伴って腹部膨満を訴える患者が多い．

慢性の便秘には甲状腺機能低下症が潜んでいることもある．

⑤妊娠（fetus）：女性の場合には必ず月経についての質問をすること．

臨月に至っても自覚していないことがある！（驚き!!）

⑥腫瘍（tumor）

主訴が腹部膨満の場合 ➡ 巨大な卵巣腫瘍（ラグビーボール大），子宮筋腫，巨大な脾腫（例：慢性骨髄性白血病）の可能性あり．

■実際の処方例

- 両側腹直筋の緊張があり腹が張る（便秘が強ければ大黄末を加える）：
    1）ツムラ桂枝加芍薬湯 7.5 3×毎食前　または
    2）ツムラ桂枝加芍薬大黄湯 7.5 3×毎食前
    1）2）→大黄末 1.0～3.0 3×毎食前　併用可（排便状態をみて調節）
- 下腹部が張る：
    ツムラ当帰建中湯 7.5 3×毎食前（月経時痛にも頻用）
- 頑固な便秘あり臍中心に硬く張っている：
    ツムラ大承気湯 7.5 3×毎食前
- 臍を中心に冷えている（冷えの程度が強い時は加工ブシ末を加える）：
    ツムラ大建中湯 15.0 3×毎食前
    ツムラ大建中湯 15.0＋三和加工ブシ末 1.5～3.0 3×毎食前
- 少し食べても腹が張る（特に左上腹部）：
    コタロー香蘇散 6.0 3×毎食前
- 腹直筋緊張あり，少し食べても腹が張る：
    ツムラ桂枝加芍薬湯 7.5＋コタロー香蘇散 6.0 3×毎食前

桂枝＋芍薬＋甘草のトリプル作用：3つの生薬でパワーを発揮する！
桂枝加芍薬湯，桂枝加芍薬大黄湯，当帰建中湯➡桂枝（桂皮）＋芍薬＋甘草を含む
①芍薬＋桂枝➡芍薬が桂枝の作用（気を巡らせる）を腹部に導く．
②芍薬＋甘草➡腸管（平滑筋）のみならず骨格筋の異常収縮を抑制．鎮痙・鎮痛作用あり．

■適応病名

ツムラ桂枝加芍薬湯：しぶり腹・腹痛
ツムラ当帰建中湯：月経痛・下腹部痛・痔・脱肛の痛み
ツムラ桂枝加芍薬大黄湯：急性腸炎・大腸カタル・常習便秘・宿便・しぶり腹
ツムラ大承気湯：常習便秘・急性便秘・高血圧・神経症・食当たり
ツムラ大建中湯：腹が冷えて痛み，腹部膨満感のあるもの
コタロー香蘇散：感冒・頭痛・蕁麻疹・神経衰弱・婦人更年期神経症・神経性月経困難症

こんなふうに漢方㉒

漢方診断の手すじ

　漢方では漢方医学的な病態，すなわち"証"に応じて治療法が決まる．その証を表す基本的な尺度は陰陽である．陰証は（病的力に対する）生体の反応力不足で，一般に産熱も低下し冷え（寒）を伴う．今回の腹満でいえば大建中湯が適応となる病態（大建中湯証）は陰証である．他方，陽証では反応力が十分なため，熱のこもった病態を呈する．例えば桂枝加芍薬湯証はやや陰証であるが，緩下作用とともに消化管内に存在する一種の熱邪を処理する大黄を加えた桂枝加芍薬大黄湯証では，腹満を伴う便秘や，腸内発酵が盛んで便やガスの臭気が強い下痢にも適応する．大承気湯は大黄の他に熱を冷ます（清熱）作用の強い塩類下剤の芒硝を含有し，典型的な陽証で強い腹満を呈する頑固な便秘に適応する．また，生体を巡り生命活動を支える気・血・水の三要素から見れば，腹満は気が腹部にうっ滞した病態で今回提示した処方はすべて気をめぐらせる"順気剤"ともいえる（「こんなふうに漢方」⑲ 181ページ参照）．

　このように，証の陰陽や寒熱・虚実（生体反応の充実度），また気血水の異常といった尺度で病態を捉え，それに対応した治療を行うことで生体の自然治癒力を引き出すのが漢方流である．

症例 1
「腹ふくるる」悩みは，桂枝加芍薬湯！　便秘があれば加大黄

主治医　中村　佳子

患　者　42 歳女性
主　訴　おなかが張る
既往歴　帝王切開を 2 回
家族歴　父：糖尿病
現病歴　養護教諭をしているワーキングウーマン．某年 8 月より倦怠感・冷え（冷房がつらい）を主訴に当科通院中．ツムラ真武湯エキス＋ツムラ人参湯エキス＋三和加工ブシ末にて経過は良好であった．初診時より 11 ヵ月後，「便は出るけれどすっきりしない．ガスが多く，おなかが張って辛い」との訴えがあった．腹部は全体が張っている．食欲不振や腹痛，嘔気はない．

西洋医学的所見
身体所見：身長 155.8 cm，体重 47.0 kg，体温 36.7℃，脈拍 83/分，血圧 89/56 mmHg
検査成績：特記すべき所見なし

漢方医学的所見
自覚症状：冷える，疲れやすい，排便はあるが残便感あり，腹がはる，ガスが多い．
脈候：沈・虚，細く緊状あり．
舌候：舌質は暗赤色，腫大・歯痕なし，乾燥した白苔を薄く認める．
腹候：腹力軟弱，両側の腹直筋の緊張あり，胸脇満微結・心下痞・心下悸・臍傍圧痛・少腹不仁あり．

経　過　真武湯エキス＋人参湯エキス＋加工ブシ末を 1 日 2 回（朝食前，寝る前）服用継続しつつ，腹満に対してツムラ桂枝加芍薬湯エキス 7.5 3×毎食後を処方した．2 週間後，気持ちよいくらいガスが出る，便がゆるくなり腹満が少し楽になったとのことで，同処方を継続．1ヵ月後，腹満はなくなったの

で，桂枝加芍薬湯エキスをいったん中止した．中止して5週間後に，患者より「また腹が張ってきたので桂枝加芍薬湯を服用したい．」と訴えがあり，桂枝加芍薬湯エキス2.5分1夕食後で処方．その後2カ月桂枝加芍薬湯を服用し廃薬とした．現在，腹満はなく真武湯エキス＋人参湯エキス＋加工ブシ末で経過良好である．

考 察 本症例は，両側腹直筋の全長にわたる緊張があり，腹部全体が張っていたが，明らかな便秘がなかったため，「桂枝加芍薬湯」を選択した．便秘や臭いの強い便・ガスを伴う場合は，消化管内の病的な熱をさまし，毒を去る作用のある「大黄」を含む「桂枝加芍薬大黄湯」が適応となる．本症例は消化管に器質的な病変はなかったが，職場でのストレスが多く，消化管が過敏になっていたと考えられた．

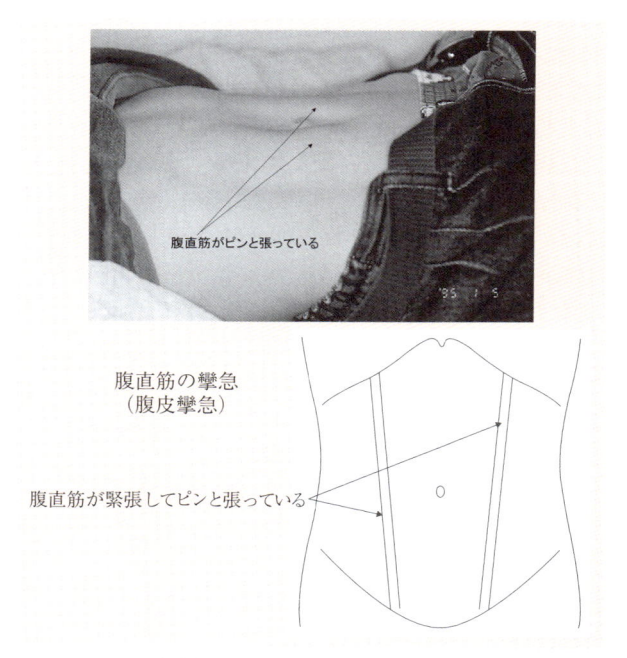

腹直筋がピンと張っている

腹直筋の攣急
（腹皮攣急）

腹直筋が緊張してピンと張っている

腹直筋の攣急（腹直筋の緊張）

症例2
臍の冷え，おなかモクモク大建中湯

主治医　田原　英一

- **患　者**　36歳女性
- **主　訴**　腹部膨満感，腹痛，便秘
- **既往歴　家族歴**　特記すべきことなし．
- **現病歴**　12年前よりの月経痛を主訴に当科通院．便秘と腹部膨満感もあり，大黄牡丹皮湯などで加療されていた．8年前に出産したがその後より眩暈が出現し，しばらく苓桂朮甘湯や当帰芍薬散で加療されていたが，腹痛・便秘・腹部膨満感は持続していた．このたび主治医の交代に伴い，再度「証*」の考察を行うことになった．経過中注腸検査，内視鏡検査をそれぞれ3回，婦人科検査を数回受けており器質的な異常は指摘されていない．

西洋医学的所見
身体所見：身長163cm，体重51kg．
検査成績：特記すべきことなし．

漢方医学的所見
自覚症状：便通は1日1回，腰から下が冷える，めまい・立ちくらみがする，食後に腹がはる，腹がゴロゴロなる，お腹が冷える感じがあってカイロを3つ使用している，ガスが多い，腸管がモクモクと動くのを感じる．

他覚所見：皮膚は色白，両眼瞼の色素沈着あり．

脈候：やや浮，弦，やや弱．

舌候：やや暗赤色，乾燥した黄苔．

腹候：腹力やや弱い，両側腹直筋が軽度緊張している，触診上臍を中心に冷感がある，心下痞・回盲部圧痛・臍上悸・胃部振水音・小腹不仁あり．

臨床経過　4年前の冬頃から夕方になると決まって右の下腹部が絞られるような痛みがあり，右脚にしびれが放散する．腹部が妊娠したかのように膨満してきて普段の服が着られなく

なる．腹部の冷えを自覚し，他覚的にも臍を中心とした部分に冷感がある．腸管がモクモクと動くのを感じるといった所見から大建中湯（煎じ薬）を処方した．処方翌日，患者から「大建中湯の服用で10年来の痛みが，すーっと退いてくる，"人生が変わった"みたいだ」という感謝の電話があった．大建中湯を投与して1年後，痛みは「100分の1くらい」に減少．腹部膨満感も消失．1回投与量を半分に減量した．2ヵ月に1回はあった眩暈発作も次第に改善．大建中湯を開始して1年10ヵ月後に治療を終了した．その後症状の再発はない．

考 察 同じ「腹が張る」という症状でも，その病態は「熱」が主体か「寒（冷え）」が主体かで適応方剤が異なることに注意する．腹満があって両側の腹直筋の緊張があるときには，桂枝加芍薬湯が選ばれることが多いが，この症例は明らかに「寒（冷え）」があるため，大建中湯が適応となる．「口訣21（10ページ）」

---

* 質問 証とは？
　回答 陰陽・虚実・気血水の異常などを尺度とした漢方医学的な病態（診断）．最終的にはどの漢方方剤が適応になる病態かということ．

使ってみよう！　こんな時には漢方薬

23　皮膚瘙痒症

院内報　2007 年 6 月号

自汗・皮膚乾燥・皮膚疾患の基本方剤	➡ 東洋桂枝加黄耆湯（No26）
皮膚枯燥・老人性皮膚瘙痒症	➡ ツムラ当帰飲子（ツムラ 86）
熱候がある・舌質が赤い・ 局所皮膚の乾燥	➡ ツムラ温清飲（ツムラ 57） 　クラシエ温清飲（KB-57）

1. **桂枝加黄耆湯**：皮膚疾患（湿疹・皮膚瘙痒症など）の基本方剤，疲れやすく，寝汗などの自汗傾向ありながら，皮膚が乾燥している．

   （応用編）
   1) 全身的に「冷え」が強い ➡ ＋三和加工ブシ末
   2) のどの渇きや局所の炎症が強い ➡ ＋ツムラ越婢加朮湯
   3) 皮膚の「枯燥」が強い ➡ ＋ツムラ四物湯

   （似た処方）
   黄耆建中湯（ツムラ 98）➡ 腹力が弱い・腹直筋が薄く張っている・皮膚軟弱，小児や虚弱者の基本方剤は黄耆建中湯！

2. **当帰飲子**：皮膚枯燥，夜間特に瘙痒が激しい，老人性瘙痒症

3. **温清飲**（＝黄連解毒湯＋四物湯）
   熱候がある（舌質が赤い　皮下が赤い感じ）・皮膚の乾燥傾向・心窩部の抵抗と圧痛．皮膚の色は渋紙色（浅黒い，または赤黒い）．「口訣 24（12 ページ）」

   （別の一手）
   八味地黄丸 ➡ 下腹部の腹壁が軟弱（小腹不仁），下肢の冷え頻尿（特に夜間）．

西洋医学的な発想　皮膚瘙痒症　　　　　青井　淳

皮膚瘙痒症とは

瘙痒（かゆみ）のみで発疹がみられない疾患群．皮膚瘙痒症の場合は掻破により二次的に掻破痕や色素沈着など伴うことはあるが基本的には瘙痒を生じる発疹を認めない．

皮膚瘙痒症を伴う全身疾患：例）慢性腎不全，胆汁うっ滞，甲状腺機能障害，悪性腫瘍，糖尿病，後天性免疫不全症候群（AIDS）など

ドライスキン（乾燥肌）

1．ドライスキンを呈する瘙痒症：一般に瘙痒症として最も高頻度

　1）乾皮症

加齢により汗腺・皮脂腺の機能減退→皮脂膜の形成悪化→皮膚のバリア機能低下→水分蒸散が高くなる→角質中の水分の低下→かさかさの肌になる．

角質細胞間脂質（セラミドなど）の合成，天然保湿因子（フィラグリン由来のアミノ酸）の量も低下している．

　2）アトピー性皮膚炎

　3）肝硬変・慢性腎不全（透析患者も含む）

2．ドライスキンの瘙痒（かゆみ）の原因

知覚神経線維が表皮内に侵入していることが明らかとなったことでバリア機能が破壊されたドライスキン（乾燥肌，かさかさ肌）の皮膚に化学的・物理的刺激が作用し，それが表皮内に侵入した神経線維を刺激，その刺激は中枢神経まで伝わりかゆみとして認識されると考えられる．

3．ドライスキンの瘙痒の治療

第一選択：オピオイド拮抗薬→中枢性のかゆみを抑制する

抗ヒスタミン薬は無効なことがある！ヒスタミンなどを介さずに神経線維の興奮が惹起されるため．

■**実際の処方例**
・軽症の湿疹や皮膚瘙痒症：
　　東洋桂枝加黄耆湯 6.0 +（冷えがあれば）三和加工ブシ末
　　　1.5〜3.0　3×毎食前
・皮膚の乾燥傾向が強い湿疹：例）アトピー性皮膚炎
　　東洋桂枝加黄耆湯 6.0 + ツムラ四物湯 7.5　3×毎食前
　　※四物湯には滋潤作用があるため滲出性の悪化を来しやすいので注意！
・小児・虚弱者の皮膚湿疹・皮膚瘙痒症：例）小児のアトピー性皮膚炎
　　ツムラ黄耆建中湯 18.0 +（冷えがあれば）三和加工ブシ末
　　　1.5〜3.0　3×毎食前
・皮膚枯燥がとくに激しい（例：掻くと白い粉がおちるほど乾燥が激しい老人性皮膚瘙痒症）
　　ツムラ当帰飲子 7.5 3×毎食前
　　皮膚表面は発赤・乾燥ある皮疹：例）尋常性乾癬
　　ツムラ温清飲 7.5 3×毎食前 あるいはクラシエ温清飲 6.0
　　　2×毎食前

■**適応病名**

東洋桂枝加黄耆湯：体力が衰えているもののねあせ・あせも
ツムラ黄耆建中湯：身体虚弱で疲労しやすいものの次の諸症，虚弱体質・病後の衰弱・ねあせ
ツムラ当帰飲子：慢性湿疹・かゆみ
ツムラ温清飲，クラシエ温清飲：月経不順・月経困難・血の道症・更年期障害・神経症
ツムラ八味地黄丸：腎炎・糖尿病・坐骨神経痛・腰痛・前立腺肥大症・高血圧など
ウチダの八味丸M：下肢痛・腰痛・しびれ・老人のかすみ目・かゆみ・排尿困難・むくみなど

漢 こんなふうに漢方㉓

潤いのあるお肌は漢方から

　漢方医学的には身体を表・半表半裏・裏に分ける．表は皮膚や神経，関節など外胚葉由来臓器と関連が深く，表の異常ではこれらの臓器に症候が出現しがちである．例えば病的な発汗も表の機能が低下した病態（表虚証）で出現しやすい代表的な症状で，表に働く桂皮や黄耆などを含む方剤がしばしば治療に用いられる（「こんなふうに漢方」㉑ 197ページ参照）．一方，皮膚の栄養は赤色の液体である血（けつ）が司るといわれ，皮膚の乾燥やシミなどの多くは血の機能低下（血虚）によって出現する．養毛剤のコマーシャルではないが「髪は血餘」ですから，貧血や栄養不良が高度になると皮膚と共に毛髪の艶もなくなる．こんな"お肌のピンチ"にはパックや高級化粧品よりも，血虚の治療薬である"補血剤"で体の中から健康な肌を取り戻そう．補血剤の代表は四物湯で，生薬*としては当帰，芍薬，地黄などがある．

　漢方は化粧品会社以上に女性の味方である！

---

* 質問 生薬，エキス剤，方剤の違いを教えてください．
  回答 生薬とは，薬用になる天然物に，皮をむく，洗う，乾燥する，火で炙る，などの簡単な加工をしたもので，多くは刻んだり粉にして用いる．草根木皮など植物が多いが，石膏など鉱物，日本ではあまり使用されないが昆虫などの動物などがある．これらの生薬をいくつか組み合わせ，治療手段としての価値を高めたものが方剤で，葛根湯，小柴胡湯などは方剤．エキス剤は方剤の抽出物の乾燥した残渣を顆粒，錠剤，カプセルなどに製剤化したもの．（本書の「3 腰痛」の質問，49ページを参照）

症例1
高齢者の肌に潤いを与える漢方薬

主治医　田原　英一

患　者　84歳女性
主　訴　痒み
既往歴　4年前より閉塞性動脈硬化症による歩行障害
2年前より年気管支喘息，肺線維症
家族歴　兄：結核
現病歴　某年2月S状結腸ポリープに対しポリペクトミーを施行．その後CA19-9, CEA高値を指摘され，小腸造影を施行された後，下痢をしやすくなった．徐々に食欲も低下した．その後も下痢が続き，同年9月20日に全身痙攣が出現し，低カリウム血症を指摘され，急性期病院で入院加療を受けた後，10月に療養型病院に転院となった．

西洋医学的所見
身体所見：血圧128/80 mmHg，脈拍88/分，体温36.8℃，下腿に浮腫あり，改訂長谷川式簡易知能評価：12点，血液検査には問題なし．

漢方医学的所見
1日に5〜6回の排便（軟便）あり，腹部に冷えと違和感を訴える．皮膚は乾燥著明．
脈候：弦[*1]，弱，数[*2]．
舌候：やや乾燥した白苔．
腹候：腹力弱，腹直筋緊張と小腹不仁[*3]，臍以下の臍中芯[*4]を認めた．

経　過　腹部違和感と下痢に対して大建中湯エキス7.5 分3毎食前を投与したところ，若干の腹部の違和感は残るものの，軟便は1日2〜3回と軽減した．しかし腹部や背部を中心に全般的な痒みを訴えるようになった．保湿剤および効ヒスタミン剤の外用，内服を行ったが効果なし．皮膚は乾燥強く，皮脂欠乏性の痒みと考え，12月より当帰飲子エキス7.5 分3

毎食前に変更した．約3～4週間の経過で，痒みの訴えや掻破痕はなくなった．

考 察 当帰飲子は老人性瘙痒症に使用することが多いが，皮膚枯燥（枯れたようなかさかさの皮膚）で夜間に特に瘙痒が激しい場合に効果があることが多い．前出の温清飲も乾燥した皮膚に用いるが，温清飲を使う場合は明らかな「冷え」はない．当帰飲子は「熱候」に乏しい．

---

*1 質問 弦とは？
  回答 緊張した弓づるにふれたような少し緊状のある脈状．
*2 質問 数とは？
  回答 脈拍数の多いこと．頻脈．
*3 質問 小腹不仁とは？
  回答 上腹部に比べて下腹部の腹力が明らかに低下している状態．"腎虚"の特徴．
*4 質問 臍中芯とは？
  回答 臍のやや下から恥骨付近にかけての正中線の部位で，鉛筆の芯のようなコリコリとした索状様の抵抗を触れる状態．虚証で出現しやすい．

症例2
異病同治で不眠も治った

主治医　田原　英一

患　者　77歳男性
主　訴　全身性の瘙痒，湿疹
既往歴　心房粗動（アブレーション施行）
家族歴　弟：糖尿病　妹：心ペースメーカー
現病歴　20歳頃より体幹部に湿疹，瘙痒を認めていた．40歳代後半より悪化傾向となり，各種治療を受けたが，十分な効果は得られなかった．52歳時に某皮膚科で汎発性湿疹と診断された．某年11月に頚，体幹部を中心に痒みと湿疹が増悪．当科を受診した．

西洋医学的所見
身体所見：身長182 cm，体重68 kg，
体幹部の皮膚は渋紙色，体幹部には発赤した粟粒大から米粒大までの小丘疹を多数認める，搔破痕多数あり．血液検査ではIgE-RASTカンジダで（2+），尿検査には問題なし．

漢方医学的所見
自覚所見：足が冷えるが全身の冷えはない，首から上に汗をかきやすい，大便1日1行，排尿やや回数多い，イライラする，怒りっぽい，眠りが浅い，耳が聞こえにくい，鼻が詰まりやすい．

他覚所見：皮膚甲錯[*1]，色素沈着，歯肉の暗赤化，口唇暗赤を認める．

脈候：やや浮でやや大，弦[*2]．

舌候：暗赤色で舌尖が紅い，湿潤した黄苔あり，中央に亀裂あり．

腹候：腹力中等度よりやや弱，両側腹直筋の軽度緊張，心下悸，臍上悸，S状結腸部の圧痛　著明な小腹不仁あり．

経　過　皮膚は渋紙色，体幹部に発赤した小丘疹を認めたので，温清飲（煎じ薬）分3毎食前を処方した．1週間後，粟粒状

の小丘疹は半分くらいに減少した．同剤を継続してさらに2週間経過．「（皮膚症状の改善だけでなく）よく眠れるようになった」と患者から喜ばれた．

考察 この症例は，全身の冷えはなく，舌候では舌尖部が紅く，熱候が明らかで，皮膚は乾燥傾向が強いことより温清飲を選択した．心窩部の抵抗と圧痛はなかったが温清飲が有効であった．冷えが強い場合や胃腸が極端に弱い場合，温清飲は使いづらい．

＊1 質問 皮膚甲錯（肌膚甲錯ともいう）とは？
　　回答 皮膚が乾燥して潤いがなく，ところどころにひびれの状態があったり，皮膚が荒れて鱗屑をつけているような状態．
＊2 質問 弦とは？
　　回答 緊張した弓づるにふれたような少し緊状のある脈状．

使ってみよう！　こんな時には漢方薬

24　浮腫・むくみ

院内報　2007 年 7 月号

のどが渇き水を欲しがる・尿量減少	➡ツムラ五苓散（ツムラ 17）
冷え性・ふらっとするめまい感	➡ツムラ真武湯（ツムラ 30）
膝から下の冷え・下半身の不調	➡ツムラ八味地黄丸（ツムラ 7）・ウチダ八味丸 M

1．**五苓散**：のどが渇いて水を飲みたがるが，その割には尿量が少ない，汗をかきやすい，雨の前になると症状が悪化することが多い．

2．**真武湯**：冷え性，ふらっ・くらっとするめまい感がある，時に動悸や頭冒感がある，倦怠感（＋）．「口訣 35（19 ページ）」

3．**八味地黄丸**：下半身の不調（膝以下の冷え，腰痛，夜間頻尿，足底部のほてりなど）を伴う，臍より下の腹力（手で按じた時の抵抗力）が弱い（フニャフニャしている），臍より下の知覚鈍麻．

似た処方
牛車腎気丸（ツムラ 107）：八味地黄丸が使えそうな人で，下肢（特に膝以下）の浮腫が強い場合．

別の一手
防已黄耆湯（ツムラ 20）：典型例は「蝦蟇腹」：腹部は肥満して軟弱，仰臥位で横に広がる，水肥り＋暑がりの寒がり＋汗かきの女性←防已黄耆湯が使える典型例！

西洋医学的な発想　浮　腫

木村　廣史

■**定義**　間質における体液の増加
■**原因**（病因）
1）静脈およびリンパ管の閉塞，2）心拍出量の減少，3）低アルブミン（Alb）血症，4）胸腔，腹腔などへの体液貯留，5）毛細血管への透過性の亢進，6）有効循環血液量の減少，7）腎性の因子，8）ホルモン（RAA系など）の関与，ほか

■**診断のプロセス**

1）問診：問診により多くの情報が得られ，病因を推定することができる．
2）診察のポイントは浮腫の部位を見る．

局所性：炎症性疾患や腫瘍性疾患による局所の静脈やリンパ管の閉塞があれば胸水や腹水が生じる．

全身性：全身性浮腫の場合は高度の低Alb血症の有無を評価する．

a）低Alb血症が存在する場合→病歴，身体所見，採血，検尿，その他の検査により，基礎疾患が肝硬変，高度の栄養障害，蛋白漏出性胃腸症，ネフローゼ症候群のいずれかであるかを鑑別する必要あり．

b）低Alb血症が存在しない場合→全身性浮腫を生じるほどのうっ血性心不全の所見（Ⅲ音の出現，末梢のチアノーゼなど）を探す．

その他の鑑別疾患：薬剤誘発性浮腫（降圧薬，利尿剤等），粘液水腫，月経前浮腫，特発性浮腫．

これらの診断の後にはじめて治療が行われる．原因疾患により治療法は全く異なるため，時に治療により浮腫が増悪する場合も経験する．「たかがむくみ」だと安易に考えず，問診，診察，検査，診断の手順をきちんと踏んだ後に，治療を開始することが肝要である．安易に利尿剤を投与することだけは避けるべきである．

■**実際の処方例**
・二日酔いなどでのどが渇いて全身がむくみっぽい：
　　ツムラ五苓散 7.5 3× 毎食前
・高齢者で膝から下が特にむくむ
　（胃が弱い人は食後服用も可）：
　　ツムラ八味地黄丸 7.5 3× 毎食前（冷えが強い→三和加工ブシ末を 1.5～3.0 追加）
　　ウチダの八味丸M 60丸 3× 毎食前（同上）
・浮腫が強い時：
　　ツムラ牛車腎気丸 7.5 3× 毎食前（同上）
・高齢者で新陳代謝が低下していて全身がむくむ：
　　ツムラ真武湯 7.5 3× 毎食前
・いわゆる水太りの女性のむくみ（膝関節の水腫にも良い）：
　　ツムラ防已黄耆湯 7.5 3× 毎食前
　※下半身の不調(膝以下の冷えや夜間頻尿　足底部のほてり)を伴う時：
　　防已黄耆湯 7.5 + 八味地黄丸 7.5 3× 毎食前
　　上記の方剤は，いわゆる「利尿剤」と違って溢水の場合は利尿的に働き，脱水の場合は抗利尿的に働く．また，電解質を乱さない．

■**適応病名**
　ツムラ五苓散：浮腫・ネフローゼ・二日酔い・めまいなど
　ツムラ真武湯：慢性腸炎・胃アトニー・胃下垂・ネフローゼ・心不全で心悸亢進など
　ツムラ八味地黄丸：腎炎・糖尿病・坐骨神経痛・腰痛・前立腺肥大など
　ウチダの八味丸M：下肢痛・腰痛・しびれ・むくみなど
　ツムラ牛車腎気丸：下肢痛・腰痛・しびれ・排尿困難・頻尿・むくみ
　ツムラ防已黄耆湯：腎炎・ネフローゼ・陰嚢水腫・肥満症・関節炎・浮腫・多汗症など

24 浮腫・むくみ

漢 こんなふうに漢方㉔

漢方治療は陰陽バランスの補正

　浮腫を漢方医学的に捉えれば，体内循環の3要素「気・血(けつ)・水(すい)」における水（無色の液体）の異常＝水毒（水滞）であることがほとんどである．その治療には駆水剤（利水剤）を用いるが，今回ご紹介した漢方薬も代表的な駆水剤である．水毒の症状としては，上記の「間質における体液の増加」や分布の異常，水様物の分泌・排泄，目まいや耳鳴など（「こんなふうに漢方」⑨ 101 ページ参照）があり，駆水剤にはこれらの多様な病態を改善する作用がある点も，利尿剤とは異なる．なお，水毒は冷え(寒)を伴いやすく（「こんなふうに漢方」⑬ 133 ページ参照），"陰証"の傾向がある．真武湯，八味地黄丸は陰証に適応し，服用することで生体を温める作用が強い"熱薬"の附子（トリカブトの根）を含有する．防已黄耆湯も陰証に準じた漢方薬である．

　漢方は中国に起源を発し，1500 年かけて日本で受容されてきた医学であるので，その用語は中国由来の文字＝漢字で表現され，自然界には相対的な「陰・陽」があると認識している．陰陽の例として上下，寒暖，昼夜などがあるが，漢方医学的な病態(証)の基本も陰(証)か陽(証)かで，下部概念として寒熱，虚実，表裏がある．生体を循環する生理的要素は(陽)気と(陰)液＝血（後に赤色の血と無色の水に分けた）からなり，その病態として，気：上衝・気うつ・気虚，血：瘀血・血虚，水：水毒がある．いかなる病気，どの臓器の異常も，以上の尺度を組み合わせ，病人全体の闘病反応の状態(証)を見極めることが，漢方診療の基本である．そして寒に対しては熱薬，熱には寒薬という薬性の陰陽を対応させ，虚は補い実は瀉して，陰陽バランスの補正を目指す．

症例1
のど渇き，水を飲むほどむくんでしまう，そんな時には五苓散

主治医　犬塚　央

患　者　45歳女性
主　訴　手足顔のむくみ
現病歴　某年2月より不眠，腹痛のため当科にて漢方治療中であった．同年10月初旬より全身倦怠感が出現．時々寒気もするようになった．その後，徐々に手足顔のむくみがひどくなってきたため，漢方薬を再検討することになった．
既往歴　15歳 虫垂切除術，23歳 腎結石，31歳 腰椎椎間板ヘルニア手術
家族歴　父；肝硬変
西洋医学的所見
　身体所見：身長157 cm，体重51 kg，血圧98/67 mmHg，脈拍72/分，体温36.2℃
　検査成績：検尿異常なし，WBC 10,160/mm^3，HCT 45.1％，UA 6.3 mg/dl，TG 202 mg/dl
漢方医学的所見
　自覚所見：暑がりで寒がりだが明らかな冷えの自覚はない，尿量が少ない，非常にのどが渇く（水を飲みたがる），汗はかかない，目がかすむ，足がむくむ，不眠あり，便秘あり．
　他覚所見：
　脈候：浮沈間，やや小，やや弱．
　舌候：正常紅，舌尖に赤みがある，腫大なし，歯痕なし，乾燥した白苔を少し認める．
　腹候：腹力やや弱，心下痞鞕あり，臍上悸あり，小腹不仁あり．
臨床経過　足のむくみと激しい口渇（のどの渇き），水を飲む割には尿量が少ないことより，五苓散（ツムラ五苓散エキス7.5分3毎食前）を処方．2週間後だるさがとれた．口渇はあまり変わらないが，尿量が増えて全身のむくみが軽くなっ

た.

考 察 五苓散の3徴候（trias）

①のどの渇き（口渇）
②汗をかく（自汗）
③水を飲む割には尿量が少ない（尿不利）
（この中で,「汗をかく」というのは,「汗をかきやすい」ぐらいの感覚.）

重要なのは, のどが渇いて水を飲みたがるが, 飲む割には尿量が少ないという所見である.「口訣11（6ページ）」

五苓散が有効なケースは, 雨の日（あるいは雨の降る前）に症状が悪化することがしばしばある. 上記の3徴候は, 漢方医学的にいえば, すべて「水毒*」の徴候である. ちなみにこの症例では「だるさ」を訴えているが, これも水毒によるものと考えられる.

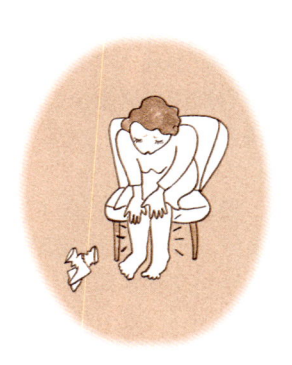

---

* **質問** 水毒とは？
　回答 漢方医学では生体を維持する循環要素を「気」「血」「水」としている.「水」は無色の液体で,「水」の変調を水毒という.（こんなふうに漢方 ⑨―水っぽい話, 101ページ）

症例2
下半身の冷えとむくみに八味地黄丸　浮腫が強ければ牛車腎気丸

主治医　矢野　博美

- **症　例**　76歳男性
- **主　訴**　下肢の浮腫，歩行困難
- **既往歴**　56歳 高血圧症・高尿酸血症　71歳 前立腺肥大症の手術
- **家族歴**　父：肺癌　母：高血圧症・脳出血　姉：小脳萎縮
- **現病歴**　71歳頃より，歩行が不安定となる．72歳時に脊髄小脳変性症と診断された．75歳時より両下肢浮腫出現．浮腫は内服治療に抵抗し，改善せず．浮腫の原因精査と漢方治療目的にて某年1月当科入院となる．

西洋医学的所見

身体所見：身長 171.4 cm，体重 90 kg，血圧 135/75 mmHg，両側前脛骨部に pitting edema.

神経学的所見：眼球運動正常・構音障害を認めず，指鼻・指指試験拙劣，つぎ足歩行不可．

検査成績：心機能・腎機能に異常なし，低蛋白血症なし，頭部 MR で小脳萎縮を認める．

漢方医学的所見

自覚症状：寒がり，腰から下（特に膝下）が冷える，冬はカイロなど必要，食欲良好，排便良好，夜間尿2回，足がむくむ，膝が痛む，体がふらついて歩きにくい，皮膚が痒い．

脈候：沈，実，やや大．

舌候：舌質は暗赤色，軽度腫大あり，歯痕あり，乾燥した黄苔を中等度認める．

腹候：腹力強，両側腹直筋の緊張あり，心下痞鞕・胸脇苦満・小腹不仁を認める．

- **経　過**　下半身の冷え（特に膝から下の冷え）やむくみ，夜間頻尿（前立腺肥大症の既往あり）などの下半身の不調があり，腹部所見では小腹不仁[*1]があるため，八味地黄丸が適応とな

るケースであるが, 下肢(特に膝以下)の浮腫が強かったため, 牛車腎気丸料[*2]（煎じ薬）を処方. 3日後には入院時体重90 kgが84.8 kgとなり, 下肢浮腫が軽減した. 5日後には浮腫消失. 重だるい倦怠感も消失し, 9日後に退院となった. 諸検査にて心機能や腎機能には異常なく, 浮腫の原因は器質的な異常によるものではないと考えられた.

考察　八味地黄丸と牛車腎気丸は似た薬だが, 牛車腎気丸はより浮腫の程度が強い場合に使用する. 牛車腎気丸に含まれている牛膝・車前子は駆水(利水)[*3]作用が強い. 水毒は冷え(寒)を伴いやすく, 本症例は明らかな冷えがあり漢方医学的には「陰証」といえる. 一方, 腹力や脈力は強く, 弱々しい高齢者といった印象はない. 食欲も良好で胃腸は強そうである. 八味地黄丸や牛車腎気丸は, 高齢者によく使用する方剤ではあるが, 胃腸が弱くひどく衰弱した高齢者には適応とならない.「口訣40（21ページ）」

[*1] 質問　小腹不仁とは？
回答　臍以下を手で按じた時に上肢部に比べて力がなく, フニャフニャしている. 臍以下の知覚鈍麻（あるいは知覚過敏）がある.

[*2] 質問　牛車腎気丸料とは？
回答　本来牛車腎気丸は丸薬であるが, 煎じ薬として使用する時は牛車腎気丸料という.

[*3] 質問　駆水薬（利水薬）とは？
回答　水毒治療薬のことを駆水薬あるいは利水薬という（こんなふうに漢方㉔, 223ページ参照）.

使ってみよう！ こんな時には漢方薬

25 どんな時にも こんなふうに漢方

院内報　2007年8月号

漢方治療の考え方・処方の選び方

　これまでに24の病態について述べてきたが，同一処方が異なる病症に使われているのにお気づきであろう．例えば，「柴胡桂枝乾姜湯（さいこけいしかんきょうとう）」は不眠（36ページ），遷延したかぜ症候群（64ページ），慢性鼻炎（130ページ），肩関節周囲炎（162ページ）と4回も登場している．

　ハテ，漢方医の頭の中ではどう整理されているのか，今回は漢方医の頭の中をお話する．

　症例を提示しながら進めよう．

柴胡加竜骨牡蛎湯（さいこかりゅうこつぼれいとう）が有効であった微熱の症例

症　例：62歳女性（自律神経失調症？）
主　訴：微熱
現病歴：約1カ月前より寝汗をかく．軽い寒気がして，体温を計ると37.5℃程度（平素は35℃台）であった．その後悪寒は消失したが夜になると37℃台の熱が出る．2カ所の総合病院内科で諸検査の結果は異常なく，婦人科では自律神経失調症を疑われたが確定診断は得られなかった．昼間，店番の仕事中に上半身を中心に自汗があり，寝汗のため夜間1～2回着替える．眠りが浅くなりよく夢を見るようになった．10日ほど前から安定剤と睡眠薬をもらったところ便秘となり，下剤も服用している．食欲は良好．排尿回数は多い方で，夜間尿は2～3回．

25 どんな時にもこんなふうに漢方

既往歴：13年前に子宮と卵巣の全摘術．その後胸が苦しく「更年期障害」で4カ月入院．13年前と8カ月前に尿糖を指摘された．

他覚的所見：身長 155.0 cm，体重 52.0 kg．初診時の検査では HbA_{1c} が 7.2％と糖尿病，その他は炎症所見などの異常なし．脈は弦[*1]で力あり．舌は少し暗い赤色で乾燥した白苔が中程度．腹力は中程度より強く，心下痞鞕と両側の胸脇苦満も強い．心下悸（みぞおちの大動脈の拍動）があきらか．腹直筋の異常緊張と臍の左右の下に圧痛[*2]を認めた．

処方と経過：柴胡加竜骨牡蠣湯を処方した．服薬開始1週間後，夜の発熱が軽減し寝汗は消失，2週間後には 36.5℃ 以内となり，以後受診中断となった．

---

* 1 **質問** 弦とは？
  回答 弓の弦を触れたような，緊張感のある脈の状態．典型的には小柴胡湯などの柴胡剤が適応となるやや実証の病態で出現すことが多い．（皮膚瘙痒症，219ページ参照）
* 2 **質問** 陽性所見として出てきますが漢方的な所見の名前はあるのですか？
  回答 血の異常である瘀血の病態では，しばしば出現する腹部の代表的な症候．瘀血の圧痛などと呼んでいる．瘀血病態で実証であれば，圧痛だけではなく皮下に硬結を触れる．瘀血病態では下腹部に所見が出現しやすいことが一つの特徴である．

圧痛・硬結

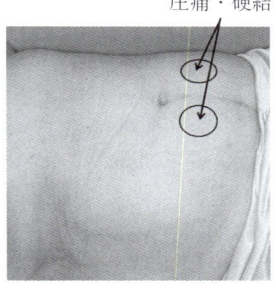

瘀血病態では，臍斜め下に，圧痛が出現し，実証では，硬結が出現する

以下，本症例を考える．

1．陰証か陽証かを判定

漢方的病態（証）の一番基本的な分類は「陰証か陽証か」である．

・陰性の病態（陰証）：

反応が弱い状態，体力が劣勢，冷えっぽいことが多い．
『寒』が主体，非活動的，虚弱者や慢性長期罹患で陥りやすい．

・陽性の病態（陽証）：

反応が強い状態　病因やそれに対する生体の反応力も強い．
『熱』が主体，活動的，急性期疾患の多くの場合．

本症例は全体から明らかな寒（冷え）がなく，熱症状のみであることから陽証と考える．

> **本症例：陽証**

2．病位の判定：陽証の3病位，太陽病，少陽病，陽明病のいずれかを判定する

陽証期の分類（陽証の3病位）：

1）太陽病：かぜのひき始めなど，寒気，熱感，頭痛，首のこりなど
2）少陽病：亜急性期〜慢性期，食欲不振，午後の発熱傾向など
3）陽明病：陽証の極期，体の奥に熱がある，便秘，持続的発熱，悪寒なし

本症例は発症から1カ月を経過しており悪寒もないことから太陽病は考えにくい．午後に発熱するパターンは少陽病に特異的な往来寒熱と考えられる．陽明病では持続する高熱が特徴的であり，本症例と異なる．

> **本症例：少陽病**

弦脈，乾燥した白苔，胸脇苦満，心下痞　などは少陽病期の典型的な症候であり，特に胸脇苦満は柴胡剤，すなわち小柴胡湯を中心とする柴胡含有方剤の適応目標となる．（柴胡剤の使用目標：本書の「17 肩関節周囲炎」，162ページ参照）

> **本症例：柴胡剤の適応**

3．虚実の判定

病態（生体反応）の充実度を虚・実に分類する．

・虚：虚弱な病態，脈や腹壁の緊張が弱い．

［例］太陽病の虚証：自然発汗傾向，弱い悪寒

治療は体力を補い病気に打ち勝つような方針をとる．

・実：充実した病態，脈や腹壁の緊張が強い，強い痛み，硬いしこりなど

［例］太陽病の実証：無汗　明らかな悪寒　高い熱　強い咳など

治療は病毒をやっつけ体から毒を出す（発汗，瀉下）方法を主体とする．

本症例は脈の緊張が強い，腹力も中等度以上なので実証．胸脇苦満や心下痞鞕が強いことも実証に相当．柴胡剤でも虚証の柴胡桂枝乾姜湯証では胸脇苦満の程度が軽く，胸脇満微結と呼ばれる．便秘傾向も実証で出現しやすい．

本症例：実証

4．気・血・水の異常を判定

気・血・水とは生命活動を支える要素である．

気：目には見えないが生命活動を営む根元的なエネルギー

　気虚；気の不足，全身倦怠感，元気がない

　気鬱；気の停滞，のどや胸のつかえ感，腹が張る，気分が落ち込む

　気逆；上衝ともいう，のぼせ・動悸，結果的には足が冷えることがある

血：生体をめぐる赤い液体

　瘀血：スラスラと流れるべき血の流れが滞った状態，その結果非生理的となった「古血」，ASOや心筋梗塞なども瘀血と強い関係がある

　血虚；血と血の働きの不足，貧血，乾燥性の肌などと関連がある

水：生体をめぐる透明な液体

　水毒；水滞ともいう，浮腫・胸水・腹水などの非生理的

な水　水様性の分泌物（鼻水・痰・帯下など）も水毒，めまい・めまい感・立ちくらみ，耳鳴りなども水毒で出現しやすい

本症例は不眠傾向やいわゆる自律神経失調症の既往など精神不安定要素が窺われること，心下悸（虚証あるいは精神不安定状態で出現しやすい）の存在から「気」の異常が示唆される．また，既往歴に糖尿病があることや，年齢的にも動脈硬化が疑われる．臍の左右の下に圧痛を認めることからも「血」の異常である「瘀血」の存在が示唆される．

本症例：気逆　瘀血

5．病名・症候・症状を手がかりに処方を選ぶ

本症例の主訴➡「微熱」．

自覚症状➡

「上半身を中心とした汗」「寝汗」「眠りが浅い」「よく夢をみる」「便秘」

今回の柴胡加竜骨牡蛎湯は，不眠（36ページ）と肩関節周囲炎（162ページ）に登場しているが，本症例は遷延したかぜ症候群（64ページ）の追補ともいえる．一連の柴胡剤として考えればわかりやすい．

・急性熱性疾患またはその遷延時には通常駆瘀血剤*を使うことは少ない．

本症例：柴胡加竜骨牡蛎湯

＊ 質問　具体的な薬の名前を教えてください．こんなふうに漢方⑨に当帰健中湯や当帰芍薬散が陰証に適応になるものとして書いてありますが，陽証では何があるのでしょうか？
回答　陽証における駆瘀血剤の代表は桂枝茯苓丸で，やや実証を中心に幅広く適応となる．本症例でも，もし使うなら桂枝茯苓丸が適応であろう．そのほかの陽証の駆瘀血剤としては，強い実証向きの桃核承気湯や大黄牡丹皮湯があげられる．反対に陰証の駆瘀血剤としては当帰芍薬散が代表的．

こんなふうに漢方㉕

漢方はバランスをとり自然治癒力を引き出す医療

　本書は，各種の臨床症状や時には西洋医学的な病名をキーワードに，漢方薬の有効利用を院内の各科の臨床医にお勧めしようと企画したものである．しかし実は漢方的な病態把握の方法は他にあるのである．もちろん症状や現代医学的な診断・病名が漢方治療に全く役に立たないわけではない．現代の漢方医が治療方法(漢方薬)を決めるとき，次の3つが柱になる．漢方として大事な順に並べると下記のようになる．

1) 陰陽*(次ページの解説を参照)や虚実など漢方医学的病態(証)から考える．
2) 生態の循環要素「気」「血」「水」の異常として病態(証)を考える．
3) 病名や症状を手がかりに頻用処方をピックアップする．

　漢方医学の特徴は，まず治療手段として漢方薬を使うことが挙げられる．しかし実は，病態を陰陽・虚実・気血水の異常として把握し，そのバランスを中立ないし正常に戻そうとする，その考え方が重要なのである．西洋医学の治療が制酸剤・抗癌剤・免疫抑制剤・抗生物質などと病態と戦う姿勢で，「医療は基本的に人を傷つけるもの」なのに対して，漢方はバランスをとり自然治癒力を引き出す医療である，というのが実感である．

陰陽について

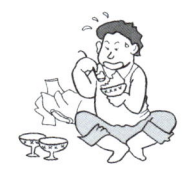

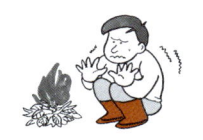

陽証期：（病因に対して十分に体力があるため闘病反応が強い時期である．）熱性・活動性・発揚性の病態を呈するのが特徴である．顔が赤く「暑い，暑い」と冷たい氷を食べている患者は陽性の病態で陽証といえる．

陰証期：（病因に対して体力が劣り闘病反応が弱い時期である．）寒が強く，体力が衰え，元気がないのが特徴である．寒がりで青白い顔をして元気がない患者は陰性の病態で陰証といえる．

付録1 掲載方剤一覧表

方剤名(五十音順)	陰陽	六病位*	虚実	気	血	水	本書に登場した病名・症候名	ページ数
温清飲	陽	少陽	間	●	●		皮膚瘙痒症	212
黄芩湯	陽	少陽	実				感冒性下痢・嘔吐下痢症 ノロウイルス感染症	72, 74
乙字湯	陽	少陽	間		●		痔	114, 120
黄連解毒湯	陽	少陽	実	●	●		口内炎	12, 170, 176
黄耆建中湯	陰	太陰	虚	●	●	●	多汗症　皮膚瘙痒症	200, 212
加味逍遙散	陽	少陽〜太陰	やや虚	●	●		口内炎	13, 170
葛根加川芎辛夷	陽	準太陽	実	●		●	慢性鼻炎	130
葛根湯	陽	太陽	実	●			かぜ症候群　肩関節周囲炎 感冒性下痢　頭痛	56, 72, 80, 162
甘草湯		準少陽					口内炎	170
桔梗湯							口内炎	172
芎帰膠艾湯	陰	太陰	虚		●		痔	114
桂枝加黄耆湯		太陽〜太陰	虚	●	●	●	多汗症　皮膚瘙痒症	194, 212
桂枝加葛根湯	陽	太陽	虚			●	かぜ症候群　肩関節周囲炎	56, 62, 80, 166
桂枝加竜骨牡蛎湯	陰	太陽〜太陰	虚	●			不眠	36
桂枝加芍薬大黄湯	陰	太陰	実	●	●		慢性便秘　腹満	90, 202
桂枝加芍薬湯	陰	太陰	虚	●			腹満　腹痛	178, 202, 208
桂枝人参湯	陰	太陰	虚	●			感冒性下痢・下痢嘔吐症 習慣性頭痛	72, 80
桂枝湯	陽	太陽	虚	●	●		かぜ症候群	56
桂枝二越脾一湯	陽	太陽	間	●		●	かぜ症候群	18, 56
桂枝茯苓丸	陽	少陽	やや実	●	●		痔	25, 114
桂麻各半湯	陽	太陽	間	●			かぜ症候群	56
桂芍知母湯	陰	太陰	間	●	●	●	変形性膝関節症	122, 128
牛車腎気丸	陰	太陰	間	●		●	排尿障害　皮膚瘙痒症	226
五苓散	陽	少陽	中間	●			感冒性下痢・下痢嘔吐症 習慣性頭痛　多汗症	72, 80, 88, 98, 104, 105, 220, 224

235

方剤名	陰陽	六病位	虚実	気	血	水	本書に登場した病名・症候名	ページ数
呉茱萸湯	陰	太陰	やや虚	●		●	習慣性頭痛	80, 86
香蘇散		太陽〜太陰	虚	●			食欲不振	20, 28
柴胡加龍骨牡蠣湯	陽	少陽	やや実	●			不眠　肩関節周囲炎	36, 165
柴胡桂枝乾姜湯	陽	少陽	虚	●		●	不眠　遷延したかぜ症候群　慢性鼻炎　肩関節周囲炎	7, 36, 44, 64, 130
柴胡桂枝湯	陽	少陽	やや虚	●			遷延したかぜ症候群　腹痛	64, 178, 182
酸棗仁湯		小陽太陰	虚	●	●		不眠	36, 42
紫雲膏							痔	114
芍薬甘草湯	陽	少陽	(虚)		●		腰痛　月経困難	46, 54, 106
芍薬甘草附子湯	陰	太陰	虚		●	●	腰痛　月経困難	46, 106
十全大補湯	陰	太陰	虚	●	●		倦怠感	17, 186, 190
小柴胡湯	陽	少陽	やや実	●			肩関節周囲炎	162
小青龍湯	陽	太陽	間			●	かぜ症候群　慢性鼻炎	56, 130, 134
小半夏加茯苓湯	陽	少陽	虚			●	感冒性下痢・嘔吐下痢症	72
辛夷清肺湯	陽	少陽	間			●	慢性鼻炎	130, 136
真武湯	陰	少陰	虚			●	めまい	9, 19, 98, 102, 186, 220
清心蓮子飲		少陽〜太陰	虚	●		●	排尿障害	154
大黄甘草湯	陽	少陽〜太陰	実				慢性便秘	90
大建中湯	陰	太陰	虚			●	腹痛　腹満	10, 184, 202, 210
大柴胡湯	陽	少陽	実	●			肩関節周囲炎	165
大青竜湯	陽	太陽	実			●	かぜ症候群	56
猪苓湯	陽	少陽	実			●	排尿障害	154, 158
桃核承気湯	陽	陽明	実	●	●		冷え症	146
当帰飲子	陰	太陰	虚		●		皮膚瘙痒症	212
当帰建中湯	陰	太陰	虚	●	●		月経困難　腹痛	106, 110, 178
当帰四逆加呉茱萸生姜湯	陰	太陰	虚		●		冷え症	146

付録1 掲載方剤一覧表

方剤名	陰陽	六病位	虚実	気	血	水	本書に登場した病名・症候名	ページ数
当帰芍薬散	陰	太陰	虚		●	●	月経困難	106, 112
人参湯	陰	太陰	虚	●			食欲不振	34, 186
麦門冬湯	陽	少陽	虚	●		●	遷延したかぜ症候群	64
八味地黄丸	陰	太陰	間	●		●	腰痛 変形性膝関節症 冷え症 排尿障害 肩関節周囲炎 かすみ眼 皮膚瘙痒症	18, 21, 25, 46, 52, 122, 138, 142, 146, 154, 160, 220, 226
半夏厚朴湯	陽	少陽	中間	●			遷延したかぜ症候群	19, 64, 70
半夏白朮天麻湯	陰	太陰	虚	●		●	めまい	98
白虎加人参湯	陽	陽明	間				多汗症	20, 194, 198
附子瀉心湯	陰	太陰	実		●		慢性便秘	90
茯苓四逆湯	陰	少陰〜厥陰	虚	●		●	冷え症 倦怠感	13, 146, 186, 192
平胃散	陽	小陽	間	●			食欲不振	28
補中益気湯	陽	少陽〜太陰	虚	●			遷延したかぜ症候群 倦怠感 痔 かすみ眼	21, 64, 114, 138
防已黄耆湯	陰	太陰	虚			●	変形性膝関節症 多汗症	122, 194
麻杏甘石湯	陽	少陽	実			●	痔	114, 118
麻黄湯	陽	太陽	実	●		●	かぜ症候群	56
麻黄附子細辛湯	陰	少陰	虚			●	慢性鼻炎	18
六君子湯	陽	少陽〜太陰	虚	●			食欲不振 倦怠感	28, 32, 186
立効散	陽	少陽	間				口内炎	172
竜胆瀉肝湯	陽	陽明	実			●	排尿障害	154
苓桂朮甘湯	陽	少陽	虚	●		●	めまい かすみ眼	98, 138, 144
苓姜朮甘湯	陰	太陰	虚	●		●	腰痛 冷え症	18, 46, 146, 150

＊**質問** 六病位の陰のほうの解説をお願いします.

回答 漢方医学的には病態を陰証と陽証に大別する. 陽証は体力にまだゆとりがある時期である. しかし陰証は体力が（病気の勢力に対して）劣勢の状態で, 体温産生も不十分なため寒（冷え）を伴う. 病気は得てして陽証で発症し, 軽快せずに体力を消耗すれば陰証へと進行する. 前半の陽証期は更に三つの時期に分けられ（本書の 25, 228 ページ参照）, 後半の陰証も三つ（三陰）に分類され, 併せて六病位という. このうち陰証では, 第一期の陰証と陽証の境界が太陰病, 本格的な陰証で冷え症状や虚状が明らかな少陰病, 体力を消耗し尽くして, 時に危篤状態の厥陰（けっちん）病となる.

付録2　薬価収載漢方製剤一覧

付録2　薬価収載漢方製剤一覧（五十音順，2012年1月23日現在）

	製剤名	製薬会社および1日量
あ行	安中散	(ツ)(テ)(亜)(J)7.5g　(ク)(コ)(洋)6g　(オ)3g (オ)9錠　(コ)6カプセル
	胃苓湯	(ツ)7.5g
	茵蔯蒿湯	(ツ)(テ)7.5g　(ク)(コ)6g　(オ)3g　(コ)6カプセル
	茵蔯五苓散	(ツ)7.5g
	温経湯	(コ)12g　(ツ)7.5g
	温清飲	(コ)12g　(テ)9g　(オ)(康)(ツ)7.5g　(ク)(洋)6g (オ)15錠
	越婢加朮湯	(コ)9g　(ツ)(J)7.5g
	黄耆建中湯	(ツ)18g　(洋)6g
	黄芩湯	(三)7.5g
	黄連解毒湯	(ツ)(テ)(亜)(J)7.5g　(ク)(コ)6g (オ)(康)(三)(太)(洋)4.5g　(オ)15錠　(ク)18錠 (コ)6カプセル
	黄連湯	(ツ)(コ)7.5g　(洋)6g　(太)4.5g
	乙字湯	(コ)(テ)9g　(ツ)(三)(太)(J)(亜)7.5g (オ)(ク)(康)6g　(康)15錠
か行	葛根加朮附湯	(三)7.5g
	葛根湯	(康)(マ)(洋)6g　(ク)18錠　(オ)15錠 (オ)(ク)(コ)(ツ)(テ)(三)(太)(亜)(J)7.5g
	葛根湯加川芎辛夷	(コ)(テ)9g　(洋)6g　(ク)18錠 (オ)(ク)(ツ)(亜)(J)7.5g
	加味帰脾湯	(オ)12g　(洋)9g　(ク)(ツ)(太)7.5g　(ク)27錠
	加味逍遙散	(オ)(コ)(ツ)(マ)(洋)(J)(亜)7.5g (テ)9g　(ク)(康)(太)6g　(康)15錠
	甘草湯	(ク)6g
	甘麦大棗湯	(コ)(オ)9g　(ツ)7.5g
	桔梗石膏	(コ)6g
	桔梗湯	(ツ)7.5g
	帰脾湯	(康)9g　(ツ)7.5g　(康)15錠
	芎帰膠艾湯	(コ)15g　(ツ)(康)9g
	芎帰調血飲	(太)6g
	九味檳榔湯	(コ)6g
	荊芥連翹湯	(オ)12g　(テ)9g　(ツ)(太)7.5g
	桂枝加黄耆湯	(洋)6g
	桂枝加葛根湯	(洋)6g

製薬会社名　（　）=略

(ウ)：ウチダ	(オ)：オースギ	(ク)：クラシエ	(コ)：コタロー
(サ)：サカモト	(ツ)：ツムラ	(テ)：テイコク	(マ)：マツウラ
(三)：三和	(太)：太虎精堂	(亜)：東亜薬品	(洋)：東洋
(J)：JPS	(康)：康和		

	桂枝加厚朴杏仁湯	(洋)7.5g
	桂枝加芍薬大黄湯	(ツ)7.5g
	桂枝加芍薬湯	(オ)(コ)(ツ)(テ)7.5g (ク)(康)(洋)6g (ク)18錠
	桂枝加朮附湯	(コ)(三)9g (ツ)(テ)(マ)(J)6g
	桂枝加竜骨牡蛎湯	(オ)(コ)(ツ)(テ)7.5g (ク)(康)6g
	桂枝加苓朮附湯	(オ)9g (ツ)7.5g (ク)18錠
	桂枝湯	(オ)(ツ)(テ)(J)7.5g (コ)6g (マ)4.5g
	桂枝人参湯	(ツ)7.5g (ク)6g
	桂枝茯苓丸	(ツ)(テ)(亜)(太)(J)7.5g (ク)(コ)(洋)6g (オ)(康)(マ)(三)4.5g (ク)18錠
	桂枝茯苓丸加薏苡仁	(ツ)7.5g
	桂芍知母湯	(三)9g
	啓脾湯	(ツ)(洋)7.5g
	桂麻各半湯	(洋)4.5g
	香蘇散	(ツ)(テ)7.5g (コ)6g
	五虎湯	7.5g (ク)6g (オ)9錠
	五積散	(コ)9g (ツ)(テ)7.5g
	牛車腎気丸	(ツ)7.5g
	呉茱萸湯	(コ)(ツ)(太)7.5g (康)6g (康)15錠
	五淋散	(ツ)7.5g (洋)6g
	五苓散	(ツ)(テ)(三)(J)7.5g (ク)(コ)(太)(洋)6g (康)(マ)4.5g (ク)18錠
さ行	柴陥湯	(コ)(ツ)(太)7.5g
	柴胡加竜骨牡蛎湯	(テ)9g (オ)(コ)(ツ)(J)7.5g (ク)(康)(マ)(太)6g (ク)18錠 (康)15錠 【備考】(ツ)大黄なし
	柴胡桂枝乾姜湯	(ツ)(テ)(太)7.5g (コ)6g
	柴胡桂枝湯	(テ)9g (オ)(ツ)(三)(太)(亜)(J)7.5g (ク)(コ)(サ)(康)(マ)6g (ク)18錠 (康)15錠
	柴胡清肝湯	(コ)(テ)9g (ツ)7.5g
	柴朴湯	(ク)(ツ)7.5g
	三黄瀉心湯	(ツ)(テ)7.5g (ク)(コ)6g (太)4.5g (オ)(マ)3g (J)2.5g (コ)3カプセル
	酸棗仁湯	(ツ)7.5g (オ)(マ)6g
	三物黄芩湯	(ツ)7.5g
	四逆散	(ツ)7.5g
	四君子湯	(ツ)7.5g (洋)6g (オ)18錠
	梔子柏皮湯	(コ)6g
	七物降下湯	(オ)(ツ)(マ)(洋)7.5g
	四物湯	(康)(ツ)(テ)(太)7.5g (コ)6g (ク)18錠
	炙甘草湯	(コ)15g (ツ)9g
	芍薬甘草湯	(ツ)(テ)7.5g (ク)(コ)(マ)6g (康)(洋)4.5g
	芍薬甘草附子湯	(三)4.5g
	小建中湯	(コ)27g (オ)25.2g (J)22.5g (ツ)15g

	小柴胡湯	(オ)(コ)(サ)(ツ)(テ)(三)(亜)(洋)(J)7.5 g
		(ク)(康)(マ)(太)6 g (オ)(ク)18錠 (康)15錠
	小柴胡湯加桔梗石膏	(ツ)7.5 g
	小青竜湯	(ツ)(テ)(三)(サ)9 g (オ)(コ)(太)(亜)(J)7.5 g
		(ク)6 g (オ)(ク)18錠
	小半夏加茯苓湯	(ツ)(テ)7.5 g (ク)(コ)6 g (康)4.5 g (オ)3 g
	消風散	(コ)9 g (オ)(ツ)7.5 g
	升麻葛根湯	(ツ)7.5 g
	四苓湯	(オ)3 g
	辛夷清肺湯	(コ)(オ)12 g (ク)(ツ)7.5 g
	神秘湯	(ツ)7.5 g (オ)(ク)(コ)(洋)6 g
	真武湯	(ツ)(J)7.5 g (コ)6 g (三)4.5 g
	滋陰降火湯	(ツ)7.5 g
	滋陰至宝湯	(ツ)9 g
	十全大補湯	(コ)15 g (オ)12 g (テ)(三)(洋)9 g
		(ク)(康)(ツ)7.5 g (康)15錠
	十味敗毒湯	(テ)9 g (ツ)(マ)(亜)(太)(三)(J)7.5 g
		(オ)(ク)(コ)(洋)6 g (ク)18錠
	潤腸湯	(ツ)(太)7.5 g
	参蘇飲	(ツ)(太)7.5 g
	清暑益気湯	(ツ)7.5 g
	清心蓮子飲	(ツ)(洋)7.5 g (康)6 g (康)15錠
	清上防風湯	(ツ)7.5 g
	清肺湯	(ツ)9 g
	川芎茶調散	(オ)(ツ)7.5 g
	疎経活血湯	(オ)12 g (ツ)(太)7.5 g
た行	大黄甘草湯	(ツ)7.5 g (オ)3 g (オ)6錠
	大黄牡丹皮湯	(ツ)(テ)7.5 g (コ)6 g
	大建中湯	(コ)27 g (ツ)15 g
	大柴胡湯	(コ)(サ)(テ)(三)9 g (オ)(ツ)(亜)(J)7.5 g
		(ク)(康)(マ)(太)(洋)6 g (オ)(ク)18錠 (康)15錠
	大柴胡湯去大黄	(コ)(三)9 g
	大承気湯	(ツ)7.5 g (コ)6 g
	大防風湯	(ツ)10.5 g (三)9 g
	竹茹温胆湯	(ツ)7.5 g
	調胃承気湯	(ツ)7.5 g
	釣藤散	(ツ)(マ)7.5 g
	腸癰湯	(コ)6 g

製薬会社名　( )＝略
(ウ)：ウチダ　　　(オ)：オースギ　　　(ク)：クラシエ　　　(コ)：コタロー
(サ)：サカモト　　(ツ)：ツムラ　　　　(テ)：テイコク　　　(マ)：マツウラ
(三)：三和　　　　(太)：太虎精堂　　　(亜)：東亜薬品　　　(洋)：東洋
(J)：JPS　　　　　(康)：康和

	猪苓湯	(亜)9g (ツ)(テ)(三)(J)7.5g (オ)(ク)(コ)(マ)(太)(洋)6g (康)4.5g (康)15錠
	猪苓湯合四物湯	(ツ)7.5g
	治頭瘡一方	(ツ)7.5g
	治打撲一方	(ツ)7.5g
	通導散	(コ)12g (ツ)(太)7.5g
	桃核承気湯	(ツ)(テ)(J)7.5g (ク)(コ)(康)6g (オ)4.5g(ク) 18錠
	当帰飲子	(ツ)7.5g
	当帰建中湯	(ツ)7.5g
	当帰四逆加呉茱萸生姜湯	(オ)(コ)9g (ク)(ツ)7.5g (サ)6g
	当帰芍薬散	(オ)(ツ)(テ)(マ)(三)(太)(亜)(洋)(J)7.5g (コ)9g (ク)(康)6g (オ)18錠 (康)15錠
	当帰芍薬散加附子	(三)9g
	当帰湯	(ツ)7.5g
な行	二朮湯	(ツ)7.5g
	二陳湯	(ツ)7.5g (洋)6g
	女神散	(ツ)7.5g
	人参湯	(ツ)(テ)(太)7.5g (オ)(ク)(コ)(マ)6g (洋)4.5g
	人参養栄湯	(コ)15g (オ)12g (ツ)9g (ク)7.5g
は行	排膿散及湯	(コ)(ツ)7.5g
	八味丸・八味地黄丸	(コ)(テ)(三)9g (オ)(ツ)(亜)(J)7.5g (ク)6g (ウ)60丸 (オ)(ク)18錠
	半夏厚朴湯	(ツ)(テ)(J)7.5g (ク)(コ)(洋)6g (康)(三)(太)4.5g (オ)3g (オ)(ク)12錠
	半夏瀉心湯	(オ)(コ)(サ)(ツ)(三)(亜)(J)7.5g (テ)9g (ク)(康)(マ)(太)(洋)6g (オ)18錠 (康)15錠
	半夏白朮天麻湯	(コ)9g (ク)(康)(三)7.5g 【備考】(ク)神麹・乾姜なし，(ツ)蒼朮・神麹なし，(三)蒼朮なし
	麦門冬湯	(コ)15g (ツ)9g (康)(マ)(J)7.5g (康)15錠
	白虎加人参湯	(コ)12g (ツ)(テ)9g (ク)6g (ク)12錠
	茯苓飲	(ツ)7.5g (コ)6g
	茯苓飲合半夏厚朴湯	(ツ)7.5g
	附子理中湯	(三)4.5g
	平胃散	(オ)(ツ)(テ)(亜)7.5g (コ)6g
	補中益気湯	(オ)(コ)12g (三)9g (ク)(康)(ツ)(テ)(太)(洋)(亜)(J)7.5g (康)15錠
	防已黄耆湯	(オ)(ク)(コ)(ツ)(テ)(J)(太)7.5g (康)(マ)6g(ク) 18錠
	防風通聖散	(オ)(コ)(三)9g (ク)(ツ)(テ)(マ)(太)(洋)(J)7.5g (ク)27錠

付録2　薬価収載漢方製剤一覧

ま行	麻黄湯	(ツ)(テ)7.5g (ク)(コ)(テ)6g (康)4.5g (康)15錠
	麻黄附子細辛湯	(ツ)7.5g (三)4.5g (コ)6カプセル
	麻杏甘石湯	(ツ)(テ)(亜)7.5g (コ)6g (オ)(康)(マ)4.5g (康)15錠
	麻杏薏甘湯	(ツ)(亜)(J)7.5g (ク)(コ)6g (オ)(三)4.5g
	麻子仁丸	(ツ)7.5g (オ)(コ)6g
	木防已湯	(ツ)7.5g (コ)6g (三)4.5g
や行	薏苡仁湯	(オ)(K)9g (ツ)(マ)(洋)7.5g (ク)(康)6g (ク)18錠
	抑肝散	(オ)(ツ)7.5g
	抑肝散加陳皮半夏	(コ)9g (ク)(ツ)7.5g
ら行	六君子湯	(コ)9g (オ)(ツ)(テ)(三)7.5g (ク)(マ)(洋)6g
	立効散	(ツ)7.5g
	竜胆瀉肝湯	(コ)(康)(三)(洋)9g (ツ)(太)7.5g (康)15錠
		【備考】出典は(コ)一貫堂，(康)(三)(洋)(ツ)(太)薛氏十六種
	苓甘姜味辛夏仁湯	(コ)(ツ)7.5g
	苓姜朮甘湯	(ツ)7.5g (コ)6g (三)4.5g
	苓桂朮甘湯	(ツ)(J)7.5g (ク)(コ)(太)(洋)6g (オ)(康)(マ)(三)4.5g (康)15錠
	六味丸・六味地黄丸	(ツ)7.5g (ク)(康)(洋)6g (康)15錠

製薬会社名　（　）＝略
(ウ)：ウチダ　　　(オ)：オースギ　　　(ク)：クラシエ　　　(コ)：コタロー
(サ)：サカモト　　(ツ)：ツムラ　　　　(テ)：テイコク　　　(マ)：マツウラ
(三)：三和　　　　(太)：太虎精堂　　　(亜)：東亜薬品　　　(洋)：東洋
(J)：JPS　　　　　(康)：康和

索　　引

あ行

温める薬　51
圧痛点　13
アトピー性皮膚炎　2

陰証　229
陰性食品　3
陰陽　4,5,234

右臍傍圧痛　35,45
烏頭　55
うつ　38

エキス剤　30,215

黄耆　12
悪寒　72
瘀血　7,109

か行

下焦の熱　159
かぜ症候群　56,79
肩関節周囲炎　162
乾姜　22
甘草　31
鑑別方剤　91
感冒　18
感冒性下痢・嘔吐下痢症　72
漢方生理学　85

気・血・水の異常を判定　231
気血水　5
基本的な処方　25
胸脇苦満　11,43,53,55,71,87,135,161,183

胸脇満微結　45,69,137,177
強皮症　25
虚実の判定　230
虚証　4
虚労　43
緊状　61

駆瘀血剤　25
駆瘀血作用　121
口訣　1
駆水薬（利水）　227
果物顔　3,153

月経困難症　106
解熱　59
弦　217,219,229
倦怠感　7,186
弦脈　71

口内炎　170
合病　16
合方　16,33,71,103
高齢者の肌　216

さ行

細　35
柴胡　22
柴胡剤　66,68,162,168
臍下不仁　105
臍上悸　69,87,105,111,177
臍中芯　217
臍傍圧痛　55,69,111,113,177
数　217
白湯　73,83

自汗　69,77
四逆湯類　8

索　引

柴胡剤　69
歯痕　35, 55, 135, 145
実　61
渋　43
弱　35
芍薬　22
主症状　5
主訴　5
腫大　35, 55
証　2, 211
小腹不仁　35, 45, 53, 55, 143, 159, 161, 177, 217, 227
生薬　215
少陽病（期）　169, 193, 230
濇　193
食欲不振　28
視力障害（かすみ目）　138
心下悸　55, 69, 87
心下痞　97, 143, 159, 161, 177
心下痞鞕　35, 45, 53, 55, 69, 87, 193, 199
振水音　33, 106, 111, 135, 145, 193

水　100
水滞　89, 193
水毒　6, 100, 225
睡眠薬　42
睡眠薬と漢方薬　41
頭痛　80

切診　8
舌腫大　89, 135
遷延したかぜ症候群　64

た行

大黄　92
帯状疱疹の急性期　23
太陽病　230
多汗症　194

痔　114
中焦　24
沈　35

転方　201

トリカブト　50

な行

長引いた感冒　24

肉顔　3, 153

寝付けない　37
熱証　6

ノロウイルス感染　74

は行

排尿障害　154
発熱　72
煩躁　193
半表半裏　125

冷え　5, 6, 7, 133, 147
冷え性（冷え症）　146
皮膚甲錯　219
皮膚枯燥　199
皮膚瘙痒症　212
冷やす薬　51
表　125

浮　35, 61, 77
腹診　10
腹直筋攣急　79
腹痛　178
腹部の温度　11
腹満　202
腹力　35, 53, 199
附子　22, 50, 92
附子中毒　49
附子の副作用　23
浮腫・むくみ　220
浮脈　8
不眠　36
聞診　4

変形性膝関節症　122
片頭痛　81

方剤　49, 215
望診　2

ま行

慢性腎不全　24
慢性鼻炎　130
慢性便秘　90

脈濇　103

めまい　98

問診　4

や行

薬方　15

陽証　229
陽証の3病位　230
腰痛　46
陽明病　230

ら行

裏　125
冷服　170

方剤索引

あ行

温清飲　212

黄耆建中湯　200
黄芩湯　72,78
黄連解毒湯　12,170,176
黄連　20
乙字湯　114,120

か行

葛根湯　56,72,80,162
加味逍遥散　13,170
甘草瀉心湯　170,174
甘草湯　170

芎帰膠艾湯　114

桂姜棗草黄辛附湯　24
桂枝加黄耆湯　194,212
桂枝加葛根湯　56,62,80,166
桂枝加芍薬大黄湯　90,202
桂枝加芍薬湯　178,202,208
桂枝加朮附湯　23
桂枝加竜骨牡蛎湯　36
桂枝芍薬知母湯　122
桂枝湯　56
桂枝二越婢一湯　18,56
桂枝二越婢一湯加減　23
桂枝人参湯　72,80
桂枝茯苓丸　25,114
桂枝麻黄各半湯　18
桂芍知母湯　122,128
桂麻各半湯　56

香蘇散　20,28

牛車腎気丸　226,227
呉茱萸湯　80,86
五苓散　72,80,88,98,104,105,220,224

さ行

柴胡加竜骨牡蠣湯　228
柴胡桂枝乾姜湯　7,18,36,44,64,130
柴胡桂枝湯　64,178,182
酸棗仁湯　36,42

滋陰降火湯　64
紫雲膏　114
芍薬甘草湯　46,54,106
十全大補湯　17,186,190
小建中湯　3
小柴胡湯　162
小青竜湯　56,130,134
辛夷清肺湯　130,136
真武湯　9,19,98,102,186,220

清心蓮子飲　154

疎経活血湯　15

た行

大黄甘草湯　90
大黄牡丹皮湯　7
大建中湯　10,184,202,210
大青竜湯　56

猪苓湯　154,158

当帰飲子　212
当帰建中湯　106,110,178
当帰四逆加呉茱萸生姜湯　146

当帰芍薬散　106, 112

な行

人参湯　34, 186

は行

麦門冬湯　64
八味丸　122, 138, 146, 154, 162
八味地黄丸　18, 21, 25, 46, 52, 122, 138, 142, 146, 154, 160, 220, 226, 162
半夏厚朴湯　19, 64, 70
半夏瀉心湯　170
半夏白朮天麻湯　98

白虎加人参湯　20, 194, 198

茯苓四逆湯　13, 146, 186, 192

附子瀉心湯　90

平胃散　28

防已黄耆湯　122, 126, 194
補中益気湯　21, 64, 114, 138

ま行

麻黄湯　56
麻黄附子細辛湯　18
麻杏甘石湯　114, 118

ら行

六君子湯　28, 32, 186
苓甘姜味辛夏仁湯　9
苓姜朮甘湯　18, 46, 146, 150
苓桂朮甘湯　98, 138, 144

使ってみよう！ こんな時に漢方薬

2008年6月5日　第1版第1刷
2012年2月10日　第1版第2刷Ⓒ

監　　　修	三潴忠道
編　　　集	中村佳子・木村豪雄
発　行　人	三輪　敏
発　行　所	株式会社 シービーアール
	東京都文京区本郷 2-3-15　〒113-0033
	☎(03)5840-7561　(代) Fax(03)3816-5630
	E-mail／community_based_reha@ace.ocn.ne.jp
	ISBN 978-4-902470-44-4　C3047
	定価は裏表紙に表示
装　　　幀	上村浩二
印 刷 製 本	三報社印刷株式会社
	Ⓒ Tadamichi Mitsuma 2008

本書の内容の無断複写・複製・転載は，著作権・出版権の侵害となることがありますのでご注意ください．

JCOPY ＜(社)出版者著作権管理機構　委託出版物＞

本書の無断複写は著作権法上での例外を除き禁じられています．複写される場合は，そのつど事前に，(社)出版者著作権管理機構（電話 03-3513-6969，FAX 03-3513-6979，e-mail: info@jcopy.or.jp）の許諾を得てください．